Marianne J. Voelk

Idealgewicht durch Vitalstoffe

Marianne J. Voelk

Idealgewicht durch Vitalstoffe

- Mühelos abnehmen und schlank bleiben ohne Hungerkur
- Persönlichkeitsentfaltung mit Faksimile
- 6-Sekunden-Fitness für den straffen Körper
- Viele Rezepte für die schlanke Figur

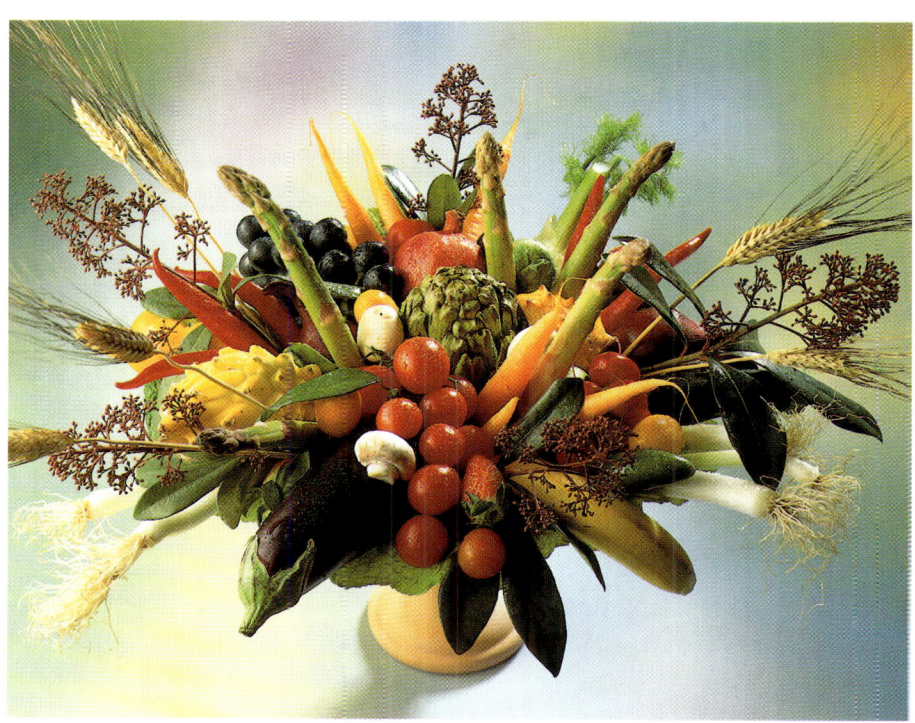

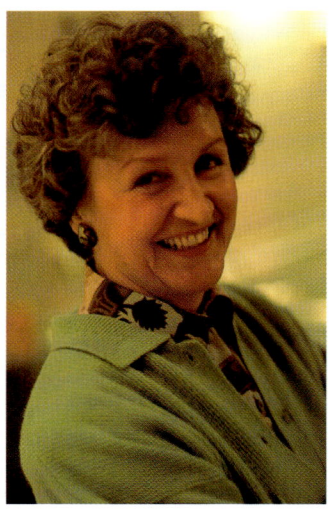

Marianne J. Voelk wurde 1933 in Nürnberg geboren. Sie führte 17 Jahre lang eine eigene Privatschule bevor sie sich aufgrund fortschreitender Arthrose und Psoriasis der Naturheilkunde zuwandte und das Studium zur Gesundheitsberaterin an der Dr. Max-Otto-Bruker-Akademie absolvierte.

Heute ist Marianne J. Voelk geheilt und arbeitet als Gesundheitsberaterin mit Schwerpunkten Lebensberatung und Naturheilverfahren. Sie wirkt außerdem beratend in Selbsthilfegruppen mit und ist Fachautorin für Gesundheits- und Ernährungsthemen.

Dank Vitalnahrung und isometrischem Training hält sie mühelos ihr Idealgewicht und bleibt fit für ihre Hobbies Bergwandern und Tanzsport.

© Walter Hädecke Verlag
D-71263 Weil der Stadt 1998.

Seite 30: Bruno Hausch BFF, Minusio.
Seite 26,27,28: Archiv Mo Graff.
Foodstyling: Marianne J. Voelk.

Lektorat:
Monika Graff, Weil der Stadt.
Thomas Kopal, Stuttgart.

Layout und Satz:
CYCLUS, Stuttgart.

Titelfoto:
Studio Weihreter, Nürnberg
Styling: Marianne J. Voelk
Seite 3, 104, alle Farbtafeln im Rezept-Teil und alle isometrischen Übungen:
Studio Weihreter, Nürnberg.
Seite 7: Chris Meier BFF, Stuttgart.
Seite 20: Studio L'Eveque, München.
Seite 23,27,28,111,112,130,133: Studio Gerlach, Frankfurt/Main.

Druck:
Oehler Offset, Fellbach

Printed in Germany, 1998
ISBN 3-7750-0308-8

Inhalt

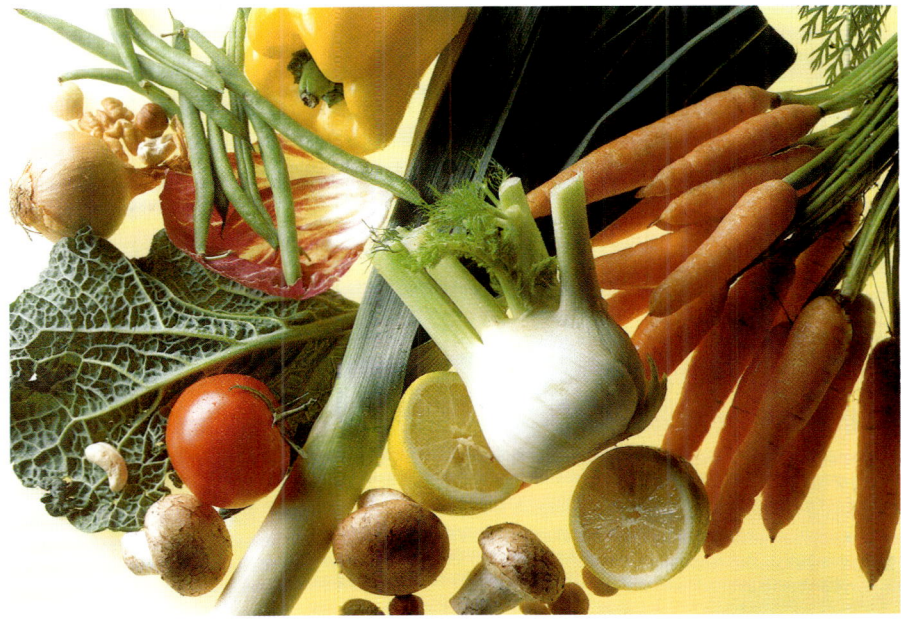

Geleitwort

Trotz enormer medizinischer Fortschritte, verzeichnet unser Gesundheitswesen eine ständige Zunahme chronischer Erkrankungen; und dies keineswegs nur bei älteren Menschen. Nach einer Untersuchung der Universität Kiel leiden 66 Prozent dieser chronisch Erkrankten direkt oder indirekt an ernährungsbedingten Störungen. Es ist erstaunlich, daß dies nicht dazu führt, gesunde Ernährung zum zentralen therapeutischen Ansatz in unseren Krankenhäusern zu verankern. Im Gegenteil, die Patienten hören eher: „Essen Sie, was Ihnen schmeckt!"

In der ärztlichen Aus- und Weiterbildung findet eine Unterrichtung über gesunde Ernährungs- und Lebensweise heute nicht mehr statt. Eine Folge der zunehmenden Verfächerung im Medizinbetrieb. Das vorliegende Buch von Marianne J. Voelk enthält Kernaussagen zu vitalstoffreicher, gesunder Ernährung, die auch jeder Mediziner kennen sollte. Speziell wird die Abhängigkeit und Therapierbarkeit einer der häufigsten Symptome unserer Wohlstandsgesellschaft thematisiert: das Übergewicht.

Weder die werbewirksam angepriesenen einseitigen Diäten oder kalorische „Erbsenzählereien" bringen auf Dauer das ersehnte Ergebnis einer langfristigen Gewichtsreduktion. Übergewicht, die Folge eines verschlackten Stoffwechsels, resultiert aus unserer vitalstoffarmen Zivilisationskost und aus Bewegungsmangel.

Lebensmittel heißen Lebensmittel, weil sie lebendig und reaktionsfreudig sind. Sie sind weitgehend naturbelassen und damit reich an wertvollen Inhalts- und Vitalstoffen. Industriell hergestellte Nahrungsmittel, enthalten nichts Lebendiges mehr.

Die Autorin enttarnt nicht nur diese Gegebenheiten, sondern sie erläutert dem Leser auch, warum an einer wirklich naturbelassenen Nahrung kein Weg vorbeiführt. Ausführlich stellt sie die besonders vitalstoffreichen Lebensmittel dar und unterstreicht ihre Wirkung bei der Gewichtsreduktion. Dem Leser wird dabei bewußt, daß gesunde Kost eine wesentliche Horizonterweiterung auch in geschmacklicher Hinsicht gegenüber der üblichen Hausmannskost aufzeigt.

Wirksam unterstützt durch einfach und rasch durchführbare isometrische Übungen, bringt Marianne J. Voelk dem Leser Verhaltensempfehlungen nahe, die ein dauerhaftes Wunschgewicht auf medizinisch-ganzheitliche Weise möglich machen.

Im Kapitel „Mit Faksimile die Persönlichkeit entfalten ..." bringt sie zum Ausdruck, daß parallel dazu unser Innerstes bereit sein sollte zur Umstellung – denn jede Krankheit nimmt im hippokratischen Sinne ihren Ausgang im Fehl-Denken.

Dr. med. Rainer Matejka
Präsident des Deutschen Naturheilbundes

Der DNB stellt sich vor

Wer ist der DNB?

Der DNB (Deutscher Naturheilbund e.V. – Prießnitz-Bund) ist die älteste Naturheilbewegung in Deutschland. Der DNB vertritt keine berufspolitischen und keine kommerziellen Interessen, er erhebt aber im Namen seiner Mitglieder seine Stimme im gesundheitspolitischen und gesundheitsbildenden Raum. Er versteht sich als Sprachrohr der Anhänger naturgemäßer Lebens- und Heilweise.

Was will der DNB?

Sein Ziel ist es, die Bevölkerung umfassend in gesunder Lebensführung und Ernährungsweise zu schulen, daß jeder in Eigenverantwortung für seine Gesundheit aktiv werden kann.

Nicht erst seit der Kostenexplosion im Gesundheitswesen, sondern in den über 100 Jahren seines Bestehens vermittelt der DNB „Hilfe zur Selbsthilfe". Betroffene helfen sich gegenseitig durch Erfahrungsaustausch und gegenseitiges Verständnis.

Ärzte, Heilpraktiker und Therapeuten vermitteln in Kursen, Seminaren und Vorträgen das nötige Basiswissen für

- naturbelassene Ernährung
- ausreichend körperliche Bewegung
- richtige Atmung
- richtigen Umgang mit allen Reizen (Streß, Genußgifte)
- (un)menschliches Miteinander
- Lernen von Entspannung, „Besinnung" zur Erreichung des Gleichgewichtes zwischen Körper–Seele–Geist und Umwelt/Inwelt, (beide stehen in enger Wechselbeziehung und ständigem Energieaustausch).

Die Worte „Eigenverantwortung für die Gesundhheit" waren schon lange vor der jetzigen Krise der Gesundheitspolitik der Leitgedanke für alle Aktivitäten des DNB. Wenn Primärprävention (Aufklärung) so früh und umfassend wie möglich eingesetzt wird, ist das langfristig gesehen die größte Kostenersparnis für Staat und Gesundheitswesen. Sie ist die beste Investition für die Gesundheit und Zukunft unserer Kinder und Enkel.

Der DNB ist eine unabhängige Organisation. Er finanziert sich eigenständig. Die Arbeit erfolgt in allen Gremien ehrenamtlich.

Weitere Informationen:
Bundesgeschäftsstelle des DNB
Kreuzbergstr. 45
74564 Crailsheim

Teil 1
Schönheitsideale – Idealgewicht – Ideale Ernährung

Schönheitsideale sind dem Geschmack und dem Wandel der Zeiten unterworfen. Waren zu Zeiten Rubens' die Frauen mit üppigen Formen, aber kleinem Busen und unübersehbaren Speckpolstern an Hüften und Schenkeln in Mode, so bewunderten in den 50er Jahren gleicherweise Männer wie Frauen die sexy Figuren von Marilyn Monroe, Anita Ekberg und Brigitte Bardot. Frauen mit üppigem Busen, aber schmaler Taille waren gefragt. In den 60er Jahren galt die Bewunderung einer vollkommen gegensätzlichen Gestalt. Vor allem Mädchen und junge Frauen himmelten als ihr Idol das absolut dürre und magersüchtige Model Twiggy an. Andere Models eiferten ihr so gut es ging nach und von allen Werbefotos lächelten uns superschlanke Mädchen entgegen. Vorbei waren die Zeiten, in denen normalgewichtige und durchaus wohlproportionierte Frauen sich wohl und zufrieden mit ihrem Gewicht und ihrer Figur fühlen durften. Die Twiggy-Periode war der Auftakt zu Hungerkuren und Diätplänen.

Obwohl dieser übertriebene Schlankheitswahn nach gewisser Zeit wieder abebbte, eine Unzahl eßgestörter, magersüchtiger Mädchen zurücklassend, die nach Abmagerungsdiäten nicht mehr zu normalem Eßverhalten zurückfanden, ist die Besessenheit der Menschen, besonders der jungen Mädchen und Frauen, dem heute gepriesenen „Idealgewicht" zu entsprechen, geblieben. Unterstützt wird dieser Wunsch nach dem idealen Gewicht durch die „Aufklärungsarbeit" der Versicherungen, Krankenkassen, Medien usw., die uns bei gebührendem Gewicht eine lange Lebenserwartung versprechen. Es ist unbestritten und eindeutig nachgewiesen, daß schlanke Menschen eine längere Lebenserwartung haben, doch mit dem „Idealgewicht" wurde eine Schablone mit allgemeingültigem Wert geschaffen, die alle Menschen in ein gleiches Schema pressen will. Unberücksichtigt bleiben hierbei die verschiedenen Körpertypen. Es gibt Frauen, die durchaus der Norm des Idealgewichts entsprechen könnten, wenn – ja wenn ihr schwerer Busen nicht wäre. Würden sie versuchen abzunehmen, bis ihr Gewicht der Tabelle entspricht, so wären sie am Körper völlig abgemagert, während sich an der Oberweite nicht allzuviel geändert hätte. Andere Frauen haben einen sehr schlanken Oberkörper, dagegen aber füllige Hüften und dicke Oberschenkel. Auch

Verlassen wir uns auf unseren gesunden Menschenverstand und auf die Vitalnahrung nach den Naturgesetzen, so finden wir ganz natürlich unser persönliches Idealgewicht.

Ein untersetzter Pykniker, der zumeist einen kräftigen Körperbau hat, kann durchaus etwas mehr Gewicht aufweisen, als die Tabelle vorgibt.

hier läßt sich das Idealgewicht kaum erzielen. In solchen Fällen wäre nur durch Operationen, wie Verkleinerung der Brüste, Fettabsaugung und ähnlichem dem Idealgewicht näherzukommen. Dabei handelt es sich jedoch um Eingriffe, die mit erheblichen Risiken verbunden sind, von der Narkose angefangen über entstellende Narbenbildung oder Dellen (wenn der Chirurg gerade erst noch Erfahrungen sammelt) bis hin zu möglichen Infekten, von den Schmerzen ganz abgesehen. Alles in allem keine empfehlenswerten Methoden. Aufgrund der unterschiedlichsten Körperbeschaffenheiten der Menschen kann also die Tabelle „Idealgewicht" bestenfalls Anhaltspunkte geben. Einige Pfunde mehr oder weniger müssen wir uns schon zugestehen dürfen, so wie es unsere Konstitution verlangt.

Verlassen wir uns auf unsere Augen und unseren gesunden Menschenverstand, so finden wir ganz natürlich unser persönliches Wunschgewicht, mit dem wir uns schlank, gut proportioniert und vor allem wohl fühlen. Den Weg aufzuzeigen, wie auf natürliche Weise dieses Wunschgewicht zu erreichen und zu erhalten ist, ist das Ziel dieses Buches.

Die Suche nach der alleinseligmachenden Diät

Es gibt kaum einen Menschen, der nicht schon irgendwann einmal in seinem Leben mit seinem Gewicht und seiner Figur nicht mehr einverstanden war oder immer noch ist, je nachdem welches Schönheitsideal man anstrebt. Während Mädchen oder Frauen zumeist mit ihrer Taillenweite und ihrem Oberschenkelumfang – mit Seitenblick auf die schlankere Freundin oder die bewunderte Filmschauspielerin – unzufrieden sind, riskieren Männer im Spiegel eher verstohlen von der Seite einen Blick auf das Bäuchlein. Steht er heute wieder ein wenig mehr hervor? Irgendwann kommt der Tag, wo es keinen Spaß mehr macht, in den Spiegel zu sehen.

Es muß endlich etwas geschehen! – Aber was? Zunächst versuchen es viele der Übergewichtigen mit Appetitzüglern, Diätgetränken, Abführpillen, fragwürdigen Fettblockern oder mit „Light"-Produkten, von denen man ja angeblich essen darf, soviel man will. Auch die Auswahl an Diätkuren ist beachtlich, sieht man sich die Ratschläge in den Zeitschriften oder in den Annoncen an: Kartoffel-, Eier-, Reisdiäten, Bananendiät, Obstkuren, Diäten mit Kohlenhydraten oder ohne, Fett-Eiweiß-Diät, Diäten nach Stundenplan: jetzt darf ich Kohlenhydrate essen, später Eiweiß – muß doch dem lieben Gott bei der Zusammensetzung der Muttermilch ein gravierender Fehler unterlaufen sein, da er dem wehrlosen Säugling Eiweiß und Kohlenhydrate zusammen in einer Mahlzeit anbietet! – und sogenannte Prominentendiäten. Viele medienbekannte Größen fühlen sich berufen, Diäten populär zu machen, die ihnen selbst vielleicht geholfen haben – vorübergehend! Nicht zu vergessen die oft angebotenen Crashkuren für Dicke, deren Übergewicht

Das Angebot an dubiosen Schlankmachern ist fast größer als das Heer der Abspeckwilligen. – Das Geschäft blüht, der Speck bleibt!

Tab. 1: *Männer: Idealgewicht in Kilogramm – ab 25 Jahren*

Größe cm	leichter Knochenbau	mittelschwerer Knochenbau	schwerer Knochenbau
158	51,1 – 54,7	53,8 – 58,9	57,4 – 64,2
159	51,6 – 55,2	54,3 – 59,6	58,0 – 64,8
160	52,2 – 55,8	54,9 – 60,3	58,5 – 65,3
161	52,7 – 56,3	55,4 – 60,9	59,0 – 66,0
162	53,2 – 56,9	55,9 – 61,4	59,6 – 66,7
163	53,8 – 57,4	56,5 – 61,9	60,1 – 67,5
164	54,3 – 57,9	57,0 – 62,5	60,7 – 68,2
165	54,9 – 58,5	57,6 – 63,0	61,2 – 68,9
166	55,4 – 59,2	58,1 – 63,7	61,7 – 69,6
167	55,9 – 59,9	58,6 – 64,4	62,3 – 70,3
168	56,5 – 60,6	59,2 – 65,1	62,9 – 71,1
169	57,2 – 61,3	59,9 – 65,8	63,6 – 72,0
170	57,9 – 62,0	60,7 – 66,6	64,3 – 72,9
171	58,6 – 62,7	61,4 – 67,4	65,1 – 73,8
172	59,4 – 63,4	62,1 – 68,3	66,0 – 74,7
173	60,1 – 64,2	62,8 – 69,1	66,9 – 75,5
174	60,8 – 64,9	63,5 – 69,9	67,6 – 76,2
175	61,5 – 65,6	64,2 – 70,6	68,3 – 76,9
176	62,2 – 66,4	64,9 – 71,3	69,0 – 77,6
177	62,9 – 67,3	65,7 – 72,0	69,7 – 78,4
178	63,6 – 68,2	66,4 – 72,8	70,4 – 79,1
179	64,4 – 68,9	67,1 – 73,6	71,2 – 80,0
180	65,1 – 69,6	67,8 – 74,5	71,9 – 80,9
181	65,8 – 70,3	68,5 – 75,4	72,7 – 81,8
182	66,5 – 71,0	69,2 – 76,3	73,6 – 82,7
183	67,2 – 71,8	69,9 – 77,2	74,5 – 83,6
184	67,9 – 72,5	70,7 – 78,1	75,2 – 84,5
185	68,6 – 73,2	71,4 – 79,0	75,9 – 85,4
186	69,4 – 74,0	72,1 – 79,9	76,7 – 86,2
187	70,1 – 74,9	72,8 – 80,8	77,6 – 87,1
188	70,8 – 75,8	73,5 – 81,7	78,5 – 88,0
189	71,5 – 76,5	74,4 – 82,6	79,4 – 88,9
190	72,2 – 77,2	75,3 – 83,5	80,3 – 89,8
191	72,9 – 77,9	76,2 – 84,4	81,1 – 90,7
192	73,6 – 78,6	77,1 – 85,3	81,8 – 91,6
193	74,4 – 79,3	78,0 – 86,1	82,5 – 92,5
194	75,1 – 80,1	78,9 – 87,0	83,2 – 93,4
195	75,8 – 80,8	79,8 – 87,9	84,0 – 94,3

Tab. 2: *Frauen: Idealgewicht in Kilogramm – ab 25 Jahren*

Größe cm	leichter Knochenbau	mittelschwerer Knochenbau	schwerer Knochenbau
148	42,0 – 44,8	43,8 – 48,9	47,4 – 54,3
149	42,3 – 45,4	44,1 – 49,4	47,8 – 54,9
150	42,7 – 45,9	44,5 – 50,0	48,2 – 55,4
151	43,0 – 46,4	45,1 – 50,5	48,7 – 55,9
152	43,4 – 47,0	45,6 – 51,0	49,2 – 56,5
153	43,9 – 47,5	46,1 – 51,6	49,8 – 57,0
154	44,4 – 48,0	46,7 – 52,1	50,3 – 57,6
155	44,9 – 48,6	47,2 – 52,6	50,8 – 58,1
156	45,4 – 49,1	47,7 – 53,2	51,3 – 58,6
157	46,0 – 49,6	48,2 – 53,7	51,9 – 59,1
158	46,5 – 50,2	48,8 – 54,3	52,4 – 59,7
159	47,1 – 50,7	49,3 – 54,8	53,0 – 60,2
160	47,6 – 51,2	49,9 – 55,3	53,5 – 60,8
161	48,2 – 51,8	50,4 – 56,0	54,0 – 61,5
162	48,7 – 52,3	51,0 – 56,8	54,6 – 62,2
163	49,2 – 52,9	51,5 – 57,5	55,2 – 62,9
164	49,8 – 53,4	52,0 – 58,2	55,9 – 63,7
165	50,3 – 53,9	52,6 – 58,9	56,7 – 64,4
166	50,8 – 54,6	53,3 – 59,8	57,3 – 65,1
167	51,4 – 55,3	54,0 – 60,7	58,1 – 65,8
168	52,0 – 56,0	54,7 – 61,5	58,8 – 66,5
169	52,7 – 56,8	55,4 – 62,2	59,5 – 67,2
170	53,4 – 57,5	56,1 – 62,9	60,2 – 67,9
171	54,1 – 58,2	56,8 – 63,6	60,9 – 68,5
172	54,8 – 58,9	57,5 – 64,3	61,6 – 69,3
173	55,5 – 59,6	58,3 – 65,1	62,3 – 70,1
174	56,3 – 60,3	59,0 – 65,8	63,1 – 70,8
175	57,0 – 61,0	59,7 – 66,5	63,8 – 71,5
176	57,7 – 61,9	60,4 – 67,2	64,5 – 72,3
177	58,4 – 62,8	61,1 – 67,8	65,2 – 73,2
178	59,1 – 63,6	61,8 – 68,6	65,9 – 74,1
179	59,8 – 64,4	62,5 – 69,3	66,6 – 75,0
180	60,5 – 65,1	63,3 – 70,1	67,3 – 75,9
181	61,3 – 65,8	64,0 – 70,8	68,1 – 76,8
182	62,0 – 66,5	64,7 – 71,5	68,8 – 77,7
183	62,7 – 67,2	65,4 – 72,2	69,5 – 78,5
184	63,4 – 67,9	66,1 – 72,9	70,2 – 79,5
185	64,1 – 68,6	66,8 – 73,6	70,9 – 80,4

bisher jeder Diät erfolgreich widerstanden hat. Eines ist sicher: bei all diesen Kuren verlieren Sie zuverlässig ebenso schnell an Gewicht wie an Gesundheit.

Den allermeisten Diätformen zur Gewichtsreduktion haften beträchtliche Fehler und Risiken an. Während die eine auf zu einseitige Ernährung ausgerichtet ist, die zwar zu einem gewissen Gewichtsverlust verhilft, aber auf Dauer Mangelerscheinungen nach sich zieht, läuft die andere darauf hinaus, daß genaue Pläne nach Kalorienmengen eingehalten werden müssen. Doch eines haben alle Hungerkuren gemeinsam: Sobald die Diätkur abgeschlossen ist oder wenn der geplagte Mensch aufhört, weil er es einfach nicht mehr durchsteht, geht die Gewichtskurve langsam, aber stetig wieder nach oben zum Ausgangsgewicht. Nach jeder neuen Diät, die er ausprobiert, ist der Zugewinn an Kilos oft sogar noch höher als zuvor. Der sogenannte Jo-Jo-Effekt entsteht. Woran liegt das? Seit Urzeiten ist der Organismus des Menschen, wie die der meisten Säuger, darauf ausgerichtet, Hungersnöte möglichst ohne großen Schaden zu überstehen. Nicht immer war der Tisch der Natur reichlich gedeckt; so mußte der Organismus lernen, seinen Energieverbrauch auf Sparflamme zu schalten und geringste Mengen an Nahrung optimal zu nutzen. Der Körper war imstande, Notzeiten mit sehr wenig Energie zu überdauern. Die Zeiten des Überflusses waren zum Sattessen da und um die verlorenen Reserven wieder zu füllen, das heißt die normale Konstitution wieder herzustellen. Der Körper paßte sich somit stets den Zuständen „Hungersnot" oder „reichlich Nahrung vorhanden" an.

Diese Flexibilität hat sich unser Organismus bewahrt. Sobald es durch irgendeine Diät gelungen ist, größere Portionen Speck abzugeben (Hungersnot) und der Mensch anschließend wieder wie gewohnt ißt (reichlich Nahrung vorhanden), ist der Körper bestrebt, seine altgewohnten Reserven wieder aufzubauen. Daß es sich hierbei um die Wiederherstellung des Übergewichts handelt, spielt ihm keine Rolle.

Weshalb aber ist es vielen Menschen heute nicht mehr möglich, sich auf das Körpergewicht einzupendeln, das ihrer Konstitution entspricht, ohne große Entbehrungen auf sich nehmen zu müssen? Die Lösung des Rätsels ist ganz einfach: Wir müssen es unseren Vorfahren gleichtun, die sich von dem ernährten, was die Natur ihnen bot und wie es den Funktionen ihres Organismus entsprach – von artgerechter Nahrung.

> **Die neueste Idee kommt aus Schweden: Friere dich schlank! Der Entdecker empfiehlt, bei Kälte weniger anzuziehen, denn da der Organismus bestrebt sei, seine normale Körpertemperatur aufrechtzuerhalten, würde jede Menge Kalorien verbrannt.**

> **Sobald der Körper durch irgendeine Diät abgespeckt hat, wird er aufgrund der gestörten Stoffwechsellage aller Adipösen bestrebt sein, die altgewohnten Reserven wiederzugewinnen.**

Was bedeutet artgerechte Nahrung?

Haben Sie in einem Tierfilm schon einmal ein fettes Zebra gesehen, einen übergewichtigen Löwen oder eine dicke Antilope? Oder sind Ihnen in Dokumentarfilmen über Naturvölker – Völker, selbstverständlich, die noch unbeeinflußt sind von jeglicher Zivilisation – feiste, korpulente Menschen aufgefallen? – Mitnichten!

In freier Wildbahn leben die Tiere von der Nahrung, die ihnen die Natur für ihre spezielle Art bereithält: Fleisch für Fleischfresser, Pflanzen für Pflanzenfresser, und Allesfresser – nun, denen bekommt eben beides. Nur wo es für das Überleben notwendig ist, fressen sich jene Tiere instinktiv Speck an, für die es gilt, einen langen Winterschlaf zu überstehen wie zum Beispiel Bären, Dachse und Murmeltiere oder solche Tiere, die sich für die Zeit der Aufzucht ihrer Jungen Reserven zulegen müssen.

Von der Zivilisation unberührte Naturvölker kannten keine ernährungsbedingten Stoffwechselstörungen. Sie ernährten sich nach den Naturgesetzen.

Genauso leben Naturvölker von dem, was die Natur, in die sie eingebunden sind, zu bieten hat. Diese Menschen ernähren sich so, wie es von der Schöpfung für ihre Art vorgesehen ist, ohne sich zu sorgen, ob sie wohl genügend Mineralstoffe und Vitamine oder ausreichend Eiweiß, Enzyme und andere Vitalstoffe zu sich nehmen. Diese Sorge ist auch nicht nötig, da sie ihre Nahrung völlig naturbelassen aufnehmen. Sie kennen weder Konservendosen und -flaschen noch die sogenannten „verfeinerten" Nahrungsmittel, wie Produkte aus Auszugsmehlen und Fabrikzucker. Hübsch verpackte Fabriknahrungsmittel wachsen zum Glück nicht auf Feldern und Bäumen. Deshalb bleiben diese Menschen von ernährungsbedingten

Zivilisationskrankheiten verschont, zu denen u. a. auch die Adipositas gehört.

Wilde Tiere sind für die Zoos äußerst wertvoll, daher gibt man sich die größte Mühe, sie artgerecht zu halten und artgerecht zu ernähren. Keiner Zooleitung wird es je einfallen, Pflanzenfresser wie Zebras und Gnus mit Tierkadavermehl zu füttern, wie dies mit unseren Rindern geschehen ist, oder Affen mit Kuchen und Süßigkeiten vollzustopfen. Man ist sich dessen bewußt, daß dies keine artgerechte Fütterung ist und mit Sicherheit die kostbaren Tiere krank machen würde. Nur wir Menschen sind uns nicht kostbar genug, uns artgerecht, also mit natürlicher Lebensmittel zu ernähren.

Im Zoo werden die wertvollen Tiere ihrer Art entsprechend mit Naturprodukten gefüttert, damit sie gesund bleiben und lange leben. Wir Menschen sind es uns nicht wert, unsere Gesundheit mit natürlichen Lebensmitteln zu erhalten.

Wir hören und lesen in der Werbung der Medien, was gut und gesund für uns ist und glauben es auch noch: Die „frische" Milch in der Schokolade! Wie kann sie noch frisch sein, wenn sie zur Schokoladenherstellung pasteurisiert, x-mal erhitzt und aufbereitet wurde? Der Orangensaft in der Flasche – gesund, wie ihn die Natur uns gibt! Was soll denn an einem ultrahocherhitzten und konservierten Saft noch gesund und natürlich sein? Nicht zu vergessen die wundervolle, ach so sportiv-lässige, coole Werbung für Süßigkeiten aller Art! Vor Gesundheit und Kraft strotzende junge Sportler und zufrieden wiederkäuende Kühe auf saftigen Weiden sollen uns den unschätzbaren Wert von Schokolade oder

Schokoladeriegel, Keksen und allen möglichen Schleckereien suggerieren. Wertvoll aber für wen?

Fabrikzucker macht krank! Im Zoo weiß man das. Er ist kein artgerechtes Lebensmittel für Tiere; also für Tiere nicht gut genug. Da man Angst hat, daß die seltenen Tiere aufgrund falscher Fütterung Schaden nehmen könnten, ist in jedem Zoo eine nicht zu übersehende Tafel aufgestellt, worauf in großen Lettern steht: Füttern der Tiere verboten! Wir Menschen werden durch keine Verbote vor krankmachender Industrienahrung geschützt. Der Staat ist auf die hohen Steuergelder der Nahrungsmittelindustrie angewiesen, daher sieht er, was die gesundheitlichen Nachteile betrifft, zur Seite. Wir müssen selbst die Verantwortung für unsere Ernährung übernehmen, und uns – wie unsere Vorfahren noch vor hundert Jahren – nach den Naturgesetzen richten.

Bevor die Zuckerherstellung eingeführt wurde, hat der Mensch seinen Kohlenhydratebedarf ausschließlich durch Früchte und Getreide gedeckt. Zum Süßen konnte nur Honig verwendet werden, und der war den Reichen vorbehalten.

◆ Schlank durch Ernährung nach den Naturgesetzen

Unser menschlicher Organismus ist von der Natur seit Urzeiten für **Lebensmittel** konzipiert, nicht für industriell hergestellte Nahrungsmittel, die ihrer schlankerhaltenden Vitalstoffe weitgehend beraubt sind. Die Grundlage einer Ernährung nach den Naturgesetzen bilden also Lebensmittel, die natürlich, lebendig und reaktionsfreudig sind und auf die unser Organismus im Verlaufe der Evolution nach und nach programmiert wurde.

Die Urform der Knollen- und Wurzelgemüse waren die Wildwurzeln: die Wurzeln des Löwenzahns, der wilden Möhre sowie wilde Zwiebelknollen. Daraus wurden mit fortschreitender Acker- und Gartenbaukultur die heutigen Gemüsesorten wie Kohlrabi, Karotten, rote Bete und Rettich gezüchtet.

Aus wilden Blattschößlingen wie Blättern des Löwenzahns, Brennesseln und vielen anderen Arten entstand die heute reichhaltige Palette an Blattsalaten, Kohlköpfen und Gewürzkräutern.

Die bis in die hohen Lagen der Berge gedeihenden Wildgräser trugen mit ihren Samen zur Ernährung der Menschen bei; aus ihnen entwickelten sich unsere späteren Getreidearten. Als der Mensch vor etwa 10.000 Jahren lernte, Ackerbau zu betreiben, gelang es ihm im Laufe der Zeit, aus Gräsern Getreide hervorzubringen. Sobald Getreide großangelegt kultiviert wurde und in ausreichender Menge vorhanden war, nahm es in der Ernährung eine zentrale Stellung ein. Die Hochkulturen der Menschheitsgeschichte, zum Beispiel in China, Indien, Ägypten und Südamerika haben sich auf einer Ernährungsgrundlage von Getreide entwickelt. Der große Wandel in der Ernährung der Menschheit begann im Zu-

Wenn wir unsere Lebensmittel so natürlich wie möglich belassen, kann sie der Organismus mühelos in optimales Gewebe umsetzen, denn sie enthalten alle lebenswichtigen Vitalstoffe, die zum Verwirklichen einer schlanken Figur notwendig sind.

ge der fortschreitenden Industrialisierung, die auch vor unseren Lebensmitteln nicht haltmachte. Man fand heraus, daß sich das Mehl durch Entfernung des eiweißreichen Keims und der Randschichten haltbar machen ließ, und Mitte des 18. Jahrhunderts entdeckte man, daß die europäische Zuckerrübe den gleichen Stoff enthält, wie das amerikanische Zuckerrohr. 1786 wurde unter der Schirmherrschaft von Friedrich dem Großen die erste preußische Zuckerfabrik in Schlesien eröffnet. – Der süße Weg ins Verderben war geebnet!

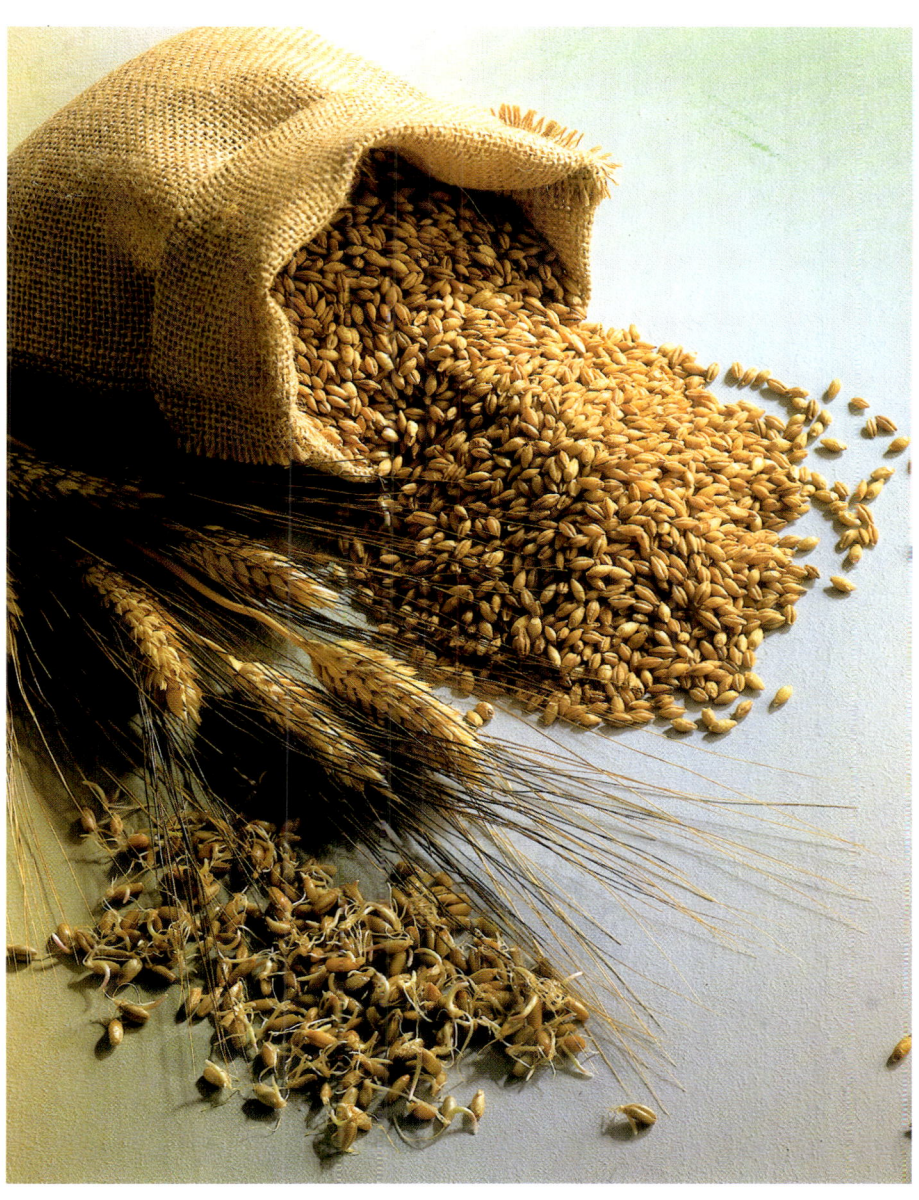

Teil 2
Vitalstoffe steuern den Abbau der Fettdepots und revitalisieren die gestörte Stoffwechsellage

Vergessen Sie das Kalorienzählen!

Menschen, die abnehmen möchten, legen ihr größtes Augenmerk auf verringerte Kalorienzufuhr, was so viel bedeutet wie „fdH" (friß die Hälfte). Wer nach dieser Methode schon gelebt hat, kennt den endlosen Kampf: alles, was auf den Teller kommt, wird vorher auf seinen Kaloriengehalt überprüft, ständig wird aufgepaßt, ob man sich nicht vor diesem oder jenem Nahrungsmittel hüten muß, und meist geht das Vorhaben einher mit einem permanent knurrenden Magen. Zeigt das Zünglein auf der Waage kontinuierlich nach unten, deutet dies der Hungernde als Beweis für seine bislang zu hohe Kalorienzufuhr. Dieser durch „Erbsenzählerei" erzielte Gewichtsverlust birgt zwei gravierende gesundheitliche Nachteile: zum einen beseitigt die Gewichtsabnahme durch Kalorieneinschränkung nur vorübergehend die Symptome der Adipositas und zum zweiten werden die bei Übergewichtigen ohnehin vorhandenen Stoffwechselstörungen durch die reduzierte Nahrungszufuhr sogar noch

„FdH" beseitigt keineswegs das Grundübel der Adipositas: die gestörte Stoffwechsellage. Kaum geht man wieder zu seiner „Normalkost" über, steigt das Körpergewicht ebenso schnell wieder an, wie es dahinschwand, und zwar sogar oft höher als zuvor.

verschlimmert; „fdH" bringt zwangsläufig auch eine geringere Versorgung mit Vitalstoffen mit sich.

◆ Zurück zur Natur

Sie wollen endlich schlank werden und die erreichte Wunschfigur Ihr Leben lang bewahren? Nichts leichter als das; Sie müssen es nur Ihren Urahnen gleichtun, und sich wie diese von naturbelassenen Lebensmitteln ernähren, die noch alle Vitalstoffe enthalten. Diese biologischen Wirkstoffe können Sie zum Abbau Ihrer Fettpölsterchen gezielt einsetzen und auf diese Weise Ihren gestörten Stoffwechsel in wenigen Wochen revitalisieren.

Tierische Produkte sollten, wenn man während der Gewichtsreduktion nicht ganz darauf verzichten will, nur in geringen Mengen gegessen werden, um die Eiweißspeicher abzubauen (dazu siehe Seite 24).

◆ Hohe Vitalstoffzufuhr – intensiver Gewichtsverlust

Das Vorhandensein aller lebenswichtiger Vitalstoffe ist für die einwandfreie Funktion der intermediären Stoffwechselvorgänge unerläßlich. Die Unterversorgung selbst nur mit einer dieser Substanzen über einen gewissen Zeitraum führt unfehlbar zu Mangelerscheinungen und Gesundheitsschäden, wie in unserem Falle zur Adipositas.

Tab. 3: *Vitalstoffe*

- Vitamine, wasserlösliche und fettlösliche
- Enzyme, (Eiweißkörper)
- Mineralstoffe
- Spurenelemente
- Ungesättigte Fettsäuren
- Aromastoffe
- Faserstoffe

Je mehr Gewicht Sie verlieren möchten, und je schneller die Gewichtsreduktion erfolgen soll, desto höher sollte der Frischkostanteil bemessen sein. Bei hohem Ausgangsgewicht und dem Wunsch nach zügiger Gewichtsabnahme ist es von Vorteil, wenn der Frischkostanteil der täglichen Nahrung etwa 60 bis 100 Prozent beträgt. Der Speiseplan bei 60prozentiger Frischkost könnte für einen Tag könnte in etwa so aussehen: Sie beginnen den Tag energiegeladen mit einem Vital-Müsli, das aufgeschlossenes Getreide – fermentiert oder gekeimt – und viele Früchte enthält, zum Mittagessen gibt es eine große, buntgemischte Rohkostplatte und zum Abendessen einer kleineren Salatteller (die Zutaten kann man schon mittags vorbereiten, wenn ohnehin die Rohkostplatte zubereitet wird) und anschließend Linsenbratlinge mit Gemüse, das auf schonendste Weise gegart wird. Mittag- und Abendessen sind selbstverständlich austauschbar, und Sie können auch zweimal täglich halb Rohkost halb

> **Nur unerhitzte Nahrung enthält noch alle gewichtsreduzierenden Vitalstoffe. Wenn Sie ein ausgesprochener Kochkost-Fan sind, so erhitzen Sie Ihr Gemüse wenigstens nur so lange, bis es außen zwar heiß ist, innen aber knackig bleibt.**

erhitze Kost essen, wenn Sie weniger Übergewicht abzubauen haben oder langsamer abnehmen möchten. Bei hundertprozentiger Frischkost verwöhnen Sie sich, zuzüglich zur biologischen Wirkstoffbombe Vital-Müsli und pikanten Pürees mit aufgeschlossenem Getreide – fermentiert oder gekeimt – mit viel frischen, gemischten Salaten, die abwechslungsreich und delikat zubereitet werden (Rezepte ab S. 104).

Durch die Kombination von Wurzel-, Frucht- und Blattgemüse – täglich zwei über der Erde und zwei unter der Erde gewachsene Arten aus der großen Gemüsepalette der Natur wird die ausgewogene Aufnahme aller lebensnotwendigen Vitalstoffe erzielt, die den Abbau der Fettdepots steuern und das erreichte Wunschgewicht bewahren.

➤ Ein Wort zum richtigen Essen

Es ist nicht nur von größter Bedeutung, was wir essen, besonders wichtig ist auch, wie wir essen. Wir brauchen vor allem während der Mahlzeiten Zeit und Ruhe, um uns mit Genuß dem Aroma und dem Geschmack der Speisen hingeben zu können

Langsames, gründliches Kauen

Die Vorbereitung für die optimale Verwertung der Nährstoffe in unserem Organismus beginnt im Mund. Durch langsames gründliches Zerkleinern wird die Nahrung vollständig mit Speichel durchmischt. Je länger wir kauen, desto intensiver wird der Speichelfluß angeregt und die Geschmacksknospen in der Mundhöhle haben genügend Zeit, das Aroma der Speisen zu erschmecken. Sie senden Signale über das Zentralnervensystem aus, welche die Saftabsonderung der Drüsen im Verdauungstrakt in Gang setzen. Hastiges Hinunterschlingen von schlecht zerkleinerten Speisen bewirkt im Magen ein Schweregefühl, da er auf die Nahrungsaufnahme noch nicht entsprechend vorbereitet war, und der Darm kann einem groben Speisebrei wesentlich weniger Vitalstoffe entziehen als einem feinen.

Heiße und eiskalte Getränke und Speisen „schockieren" den Organismus

Heiße Getränke und Speisen bedeuten für den Organismus gleichermaßen einen Schock, wie wenn wir sie eisgekühlt zu uns nehmen. Die Homöostase, die Konstanz des sogenannten inneren Milieus des Körpers, hält mit Hilfe von komplexen Regelsystemen unsere normale Körpertemperatur von 37 Grad C aufrecht. Wenn Mund, Speiseröhre und Magen erheblich abweichenden Temperaturen ausgesetzt werden, gerät die Homöostase aus ihrem Gleichgewicht. Um das Ansteigen bzw. Absinken der Körpertemperatur zu verhindern, werden über das zentrale Nervensystem die Regelsysteme durch Hormon- ausschüttung der Nebennierenrinde angekurbelt; ein unnötiger Streß für den Organismus. Extremtemperaturen führen außerdem zu Schädigungen an den Schleimhäuten des Mundes, der Speiseröhre und des Magens und greifen den Zahnschmelz an. Da die Speiseröhre und der Magen nicht mit temperaturempfindlichen Nerven ausgestattet sind, werden die schädigenden Tem-

Sehr heiße und sehr kalte Speisen bedeuten Streß für den Organismus, da er stets bestrebt ist, seine normale Temperatur von 37°C aufrecht zu erhalten.

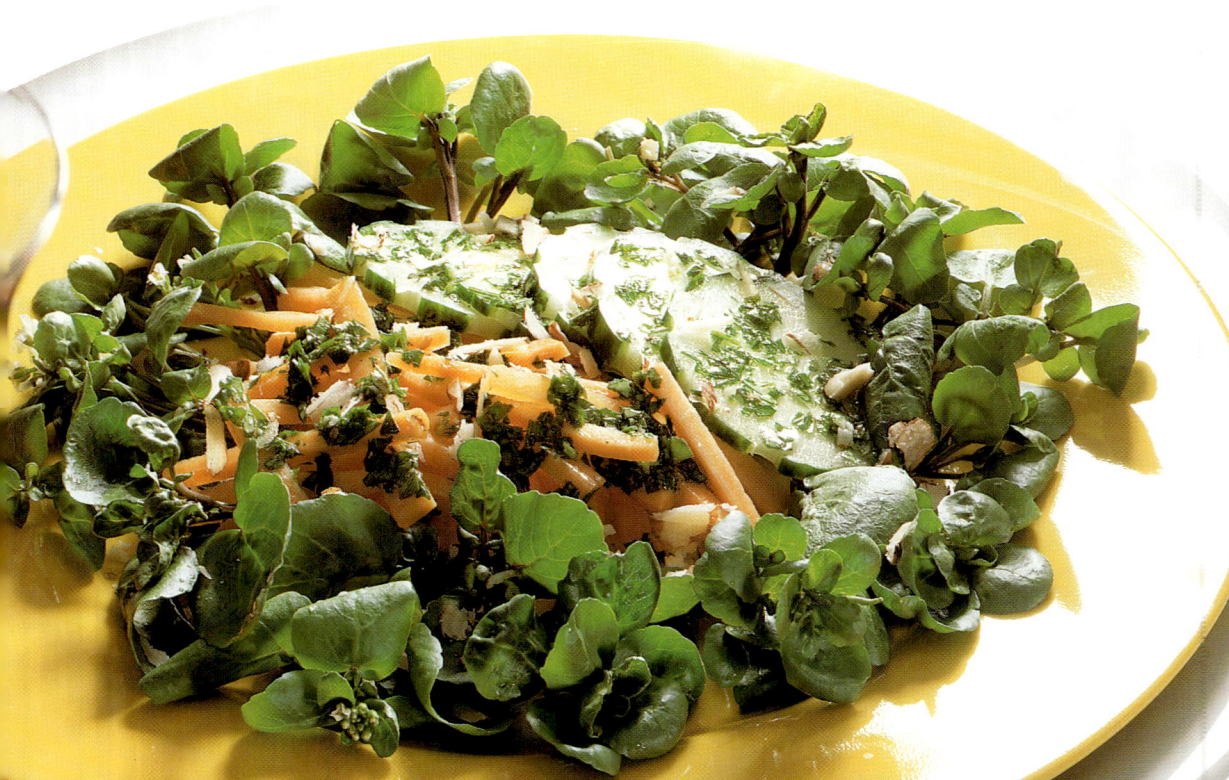

peraturen nicht wahrgenommen, doch es kommt dessen ungeachtet zu Verbrühungen und Verkühlungen.

Der Ernährungsforscher Prof. Dr. Werner Kollath empfiehlt körperwarme Nahrung und Getränke. Warme Getränke bleiben längere Zeit im Magen, während eisgekühlte Drinks schleunigst in den Darm befördert werden. Die Idealtemperatur für alle Speisen und Getränke liegt daher zwischen 15°C und 45°C.

Vitalstoffquelle Frischkost

Solange Sie versuchen, Ihr Wunschgewicht statt mit vitalstoffreicher Kost allein durch Einschränkung Ihrer üblichen Ernährung zu erreichen, solange reduzieren Sie bei dieser Maßnahme selbstverständlich auch die Aufnahme von wertvollen biologischen Wirkstoffen, die zum Abbau von Übergewicht und zur Vermeidung von Mangelerscheinungen unerläßlich sind, und mit denen die „Normalkost" ohnehin nicht gerade reichlich gesegnet ist.

Die Frischkost sollte – nicht nur von Übergewichtigen – immer vor der gekochten Nahrung gegessen werden. Aufgrund des großen Vitalstoffreichtums, der zu einem gesunden Stoffwechsel unentbehrlich ist, und vor allem wegen des hohen Gehalts an nativen, das heißt lebenden, reaktionsfähigen Enzymen, ist Frischkost leichter verdaulich als Kochkost und macht schneller satt.

Schlankheitselixier – Native Enzyme

Enzyme sind großmolekulare, komplex strukturierte Eiweißkörper, die sich in unserem Körper gleichermaßen für lipolytische (fettabbauende) Prozesse einsetzen wie für ordnungsgemäße Verarbeitung der zugeführten Vitalstoffe. Proteine setzen sich aus 22 verschiedenen Aminosäuren zusammen, die aus Kohlenstoff, Wasserstoff, Sauerstoff und Stickstoff bestehen. Sie werden durch äußerst komplexe Prozesse im Organismus in ganz bestimmten Reihenfolgen aneinandergehängt, wobei die so entstehenden Proteine durch individuelle Aminosäuresequenzen ihre spezifischen Eigenschaften erhalten.

Sie begegnen uns als Vitamine und Hormone, die mit anderen Vitalstoffen in ständiger Wechselbeziehung zueinander stehen. Enzyme sind als Strukturelemente an allen Aufbau- und Abbauvorgängen im intermediären Stoffwechsel beteiligt und fungieren für Mineralstoffe, Vitalstoffe wie Vitamine, Spurenelemente und Fettsäuren als Transportfahrzeuge im Blut. Enzyme wirken bei der Regulierung des osmotischen Drucks im Körper mit, der das Einschleusen von Nährstoffen durch die Zellmembranen ermöglicht. Dabei dienen Enzyme in der Zellmembran als eine Art Kanal, durch den die Wirkstoffe in die Zelle gelangen. Die fleißigen Arbeiter kümmern sich darum, daß bei Verletzungen das Blut gerinnt, helfen als Antikörper bei der Abwehrarbeit des Immunsystems, unterstützen alle Verdauungs- und Umwandlungsvorgänge und steuern – last not least – lipolytische Prozesse in unserem Organismus. Eine Ver-

Die wissenschaftliche Bezeichnung für Eiweiß lautet Protein. Der Begriff leitet sich von dem griechischen Wort Proteuo ab, das „von größter Wichtigkeit" bedeutet.

bindung von Proteinen mit anderen Stoffen wird Proteide genannt. So verbindet sich z. B. Cholesterin mit Proteinen zu Lipoproteidmolekülen, um im Blut transportiert werden zu können. Die kürzesten Ketten von Aminosäuren sind die Peptide, zu denen die klassischen Neurotransmitter (Botenstoffe) gehören. Der Botenstoff Dopamin beispielsweise steuert emotionale und kognitive Reaktionen sowie Bewegungsabläufe, während Noradrenalin den Blutdruck beeinflußt und Serotonin regulierend auf Körpertemperatur, Schlaf und Empfinden einwirkt.

Enzyme bringen die biologischen Wirkstoffe überall in unserem Körper genau an die Orte, wo sie benötigt werden.

Diese wenigen Beispiele zeigen das komplexe Aufgabengebiet der Proteine, den Stoffen von „größter Wichtigkeit".

Native Enzyme sorgen für einen gesunden Darm

Enzyme, die sich noch in ihrem natürlichen = nativen Zustand befinden, nehmen wir ausschließlich durch Verzehr von unerhitztem Obst und Gemüse, fermentiertem oder gekeimtem Getreide sowie von Nüssen und Samen auf. Daher kommt der Frischkost durch ihren Reichtum an Enzymen in der gewichtsreduzierenden Ernährung besondere Bedeutung zu. Native Enzyme spielen nicht nur eine wesentliche Rolle als Schlankmacher bei zahllosen Stoffwechselvorgängen, bei denen ihre Mitarbeit unerläßlich ist. Durch

Native Enzyme sorgen auch für den Aufbau einer gesunden Darmflora. Sie sind ein unerläßlicher Schlankmacher.

ihre sauerstoffzehrende Eigenschaft tragen sie auch zum Aufbau einer intakten Darmflora und einer funktionstüchtigen Darmwand mit gesunder Schleimhaut bei. Nur eine intakte, funktionstüchtige Darmwand ist während der Verdauung in der Lage, überschüssigem Nahrungsfett die Passage durch die Darmwände zu verwehren.

Frische, unerhitzte Lebensmittel enthalten in hohem Maße sauerstoffzehrende native Enzyme, die im Verdauungskanal von den Verdauungssäften nicht zerstört werden. Ein hoher Anteil der Enzyme gelangt bis in den Dickdarm, wo sie als Sauerstoffzehrer wirksam bleiben. Eine gesunde Darmflora geht wiederum Hand in Hand mit einer ebenso gesunden, funktionstüchtigen Darmwand, die imstande ist, dem Nahrungsbrei alle für den Organismus notwendigen Nähr- und Vitalstoffe zu entziehen und optimal auszunutzen. Ein funktionstüchtiger Darm ist demnach die unbedingte Voraussetzung für die Regenerierung der Stoffwechsellage und das Erzielen einer schlanken Figur.

Ein sauerstofffreier Darminhalt ist die beste Basis für die Entwicklung und Bewahrung einer gesunden Darmbakterienflora, die krankmachende Bakterien und Viren einzudämmen vermag.

Der Ernährungswissenschaftler Dr. Alfred Kunz-Bircher erklärt: „Bei entarteter Darmflora und Schwächung der Abwehrfunktionen der Darmwandungen, setzt gerade hier die Frischkost heilend ein, indem sie mit dem ihr eigenen Reichtum an Enzymen die Vorbedingungen und die richtige 'innere Umwelt' für eine gesunde Darmflora erzeugt. Die Aufgabe der Enzyme besteht darin, daß sie den vor-

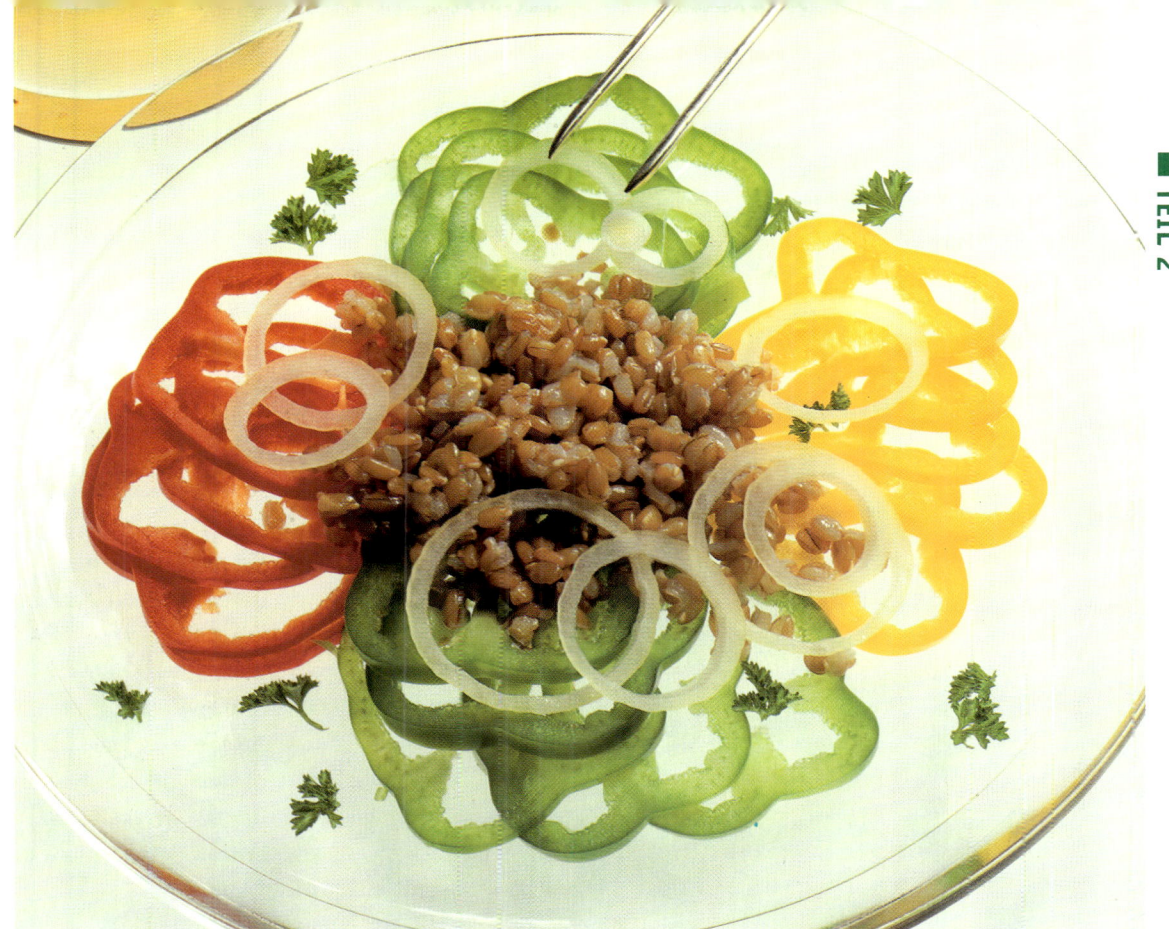

handenen Sauerstoff binden und das für eine gesunde Darmflora nötige anaerobe (sauerstofffreie) Milieu herstellen. Man glaubte früher, daß die hochempfindlichen Enzyme der lebenden Pflanzerzellen die Darmpassage nicht überstehen können. Aber ein in seinem Wesen noch unbekannter Schutz bewahrt sie vor der Zerstörung, so daß 60 – 80 Prozent davon nachgewieser ermaßen den Dickdarm erreichen."

Gerade streßgeplagte Menschen haben einen erhöhten Vitamin C-Bedarf, der durch Kochkost nicht gedeckt werden kann.

Menschen, die durch Streß und Hektik mit gestörter Verdauungssafttätig keit zu kämpfen haben, gewöhnen sich am be-sten schrittweise und je nachdem wie Sie sich am wohlsten dabei fühlen, an vermehrte Frischkost. Denken Sie jedoch hierbei an die Wirkungsweise des Vitamin C, das ausgerechnet in Frischkost besonders reichhaltig vertreten ist (siehe Seite 34).

Der Übergewichtige leidet unter Eiweißsucht wie unter Fettsucht

Die Kost unserer Wohlstandsgesellschaft enthält heute einen zu hohen Anteil an tierischem Eiweiß, das heißt die Menschen verzehren zu große Mengen an Fleisch, Wurst, Fisch, Eiern und Milchprodukten. Seit Ende des 2. Weltkrieges, seit ca. 50 Jahren, ist laut Statistiken der

Deutschen Gesellschaft für Ernährung und des Statistischen Bundesamtes Wiesbaden, der Verzehr von tierischen Produkten um 80 Prozent angestiegen. Von der WHO werden ähnliche Zahlen aus anderen westlichen Industrieländern angegeben.

Prof. Dr. med. Lothar Wendt befaßte sich mehr als 50 Jahre lang mit Forschungen auf dem Gebiet der Eiweißspeicherkrankheiten. Er weist darauf hin, daß die Differenz der Eiweißspeicherung zwischen den Normal- und Übergewichtigen 8 bis 10 kg und mehr beträgt. Dieser Zustand erhöht erheblich das Risiko, an Bluthochdruck und den damit verbundenen Komplikationen zu erkranken. Fast jeder Adipöse gesteht auch offen ein, daß er Fleisch sehr gern und oft ißt. Der Überschuß an tierischem Eiweiß wird zu Kollagen umgebaut und im Interstitium (Zwischenzellgewebe), an den Arterien-Innenwänden und in den Basalmembranen der feinen Haargefäße (Kapillaren) gespeichert. Diese Verengungen in den Gefäßen führen nicht nur zu erhöhtem Blutdruck, die Kapillaren werden auch in ihrer Aufgabe behindert, Vitalstoffe und Sauerstoff in die Zellen zu schleusen. Aufgrund der reduzierten Durchlässigkeit der feinen Bluthaargefäße werden die Zellen bezüglich aller lebensnotwendigen Stoffe kontinuierlich unterversorgt. Mit tiereiweißfreier, das heißt vegetabiler Ernährung – Prof. Wendt nennt dies „Eiweißfasten" – über einen Zeitraum von etwa drei bis vier Monaten werden die Eiweißspeicher geleert, was zur Regenerierung der Kapillar-

Die Behinderung der Nährstoffzufuhr kann zum Beispiel am Herzen zu Gewebeschwund und Gewebetod führen.

wände und des Interstitiums führt. Der Bluthochdruck normalisiert sich und Herzinfarkt oder Schlaganfall können verhütet werden.

In Nahrungspflanzen sind alle essentiellen Aminosäuren enthalten

Es steht in der Wissenschaft längst zweifelsfrei fest, daß Pflanzeneiweiße in ausreichender Form alle acht essentiellen Aminosäuren enthalten, die der Organismus nicht selbst herstellen kann und die deshalb mit der Nahrung zugeführt werden müssen. Bei täglichem Verzehr von verschiedenen pflanzlichen Lebensmitteln, am besten durch Kombination von zwei über und zwei unter der Erde gewachsenen sowie von Getreideprodukten, ergänzen sich die einzelnen Aminosäuren hervorragend, so daß eine Unterversorgung mit essentiellen Aminosäuren nicht möglich ist. Anschließend ein Vergleich zwischen Fleisch und Blattgemüse.

Kein Eiweißmangel bei reiner Pflanzenkost

Sie müssen keineswegs Vegetarier werden oder bleiben, um das von Ihnen ersehnte Wunschgewicht zu erreichen und zu erhalten. Es ist Ihnen überlassen, ob Sie Ihre Gewichtsreduktion mit hundertprozentiger Frischkost in Angriff nehmen wollen oder mit einem gewissen Anteil an Kochkost. Dieser Anteil kann auch etwas Fleisch, Wurst oder Käse enthalten, wenn Sie während der Zeit des Abspeckens nicht darauf verzichten wollen. Vielleicht sollten Sie jetzt aber die Gelegenheit am Schopfe packen und Ihrem Organismus erlauben, durch sogannntes „Eiweißfasten" (siehe Seite 24) über zwei bis vier Monate hinweg, das tierische Eiweiß abzubauen.

Menschen, die sich noch nie mit vegetarischer Ernährung befaßt haben, befürchten, ohne Fleisch und andere tierische Produkte könne ihr Eiweißbedarf nicht gedeckt werden. Über die Höhe unseres Eiweißbedarfs gibt uns jedoch am sichersten die Muttermilch Aufschluß. Wir dürfen davon ausgehen, daß sich die Natur nicht irrt, wenn sie dem Säugling zum gesunden Wachstum und Gedeihen etwa zwei Prozent Eiweiß zur Verfügung stellt. Bei diesem Eiweißangebot verdoppelt das Kind sein Geburtsgewicht in etwa sechs Monaten und verdreifacht es in ungefähr zwölf Monaten. Ein ausgewachsener Mensch hat dagegen einen Erhaltungs- und Betriebsstoffwechsel. Er muß sich also keiner Eiweißmast unterziehen, indem er große Mengen an Fleisch, Wurst, Fisch, Milchprodukten und Eiern verzehrt, wie es in unserer Wohlstands-gesellschaft üblich ist. Ähnlich wie die Muttermilch weist das Gemüse einen Eiweißgehalt von zwei bis drei Prozent auf. Bei Getreide klettert der Eiweißgehalt auf etwa elf Prozent, und bei Hülsenfrüchten, Keimlingen und Nüssen sogar auf etwa 25 Prozent. Deshalb genügen von diesen Vitalstoff-produzenten bereits kleinste Mengen, um dem Körper ausreichend wertvolles Eiweiß zuzuführen. Sojaprodukte sind nicht zu

Als „Frischköstler" werden Sie mit nativem, das heißt lebendigem Eiweiß optimal versorgt, und darüber hinaus mit weiteren Mineralsstoffen, die zumeist in vegetabiler Nahrung in unvergleichlich höherem Maße vertreten sind als in Tierprodukten.

Tab. 4: *Anteil der essentiellen Aminosäuren in Prozent und biologische Nutzungswerte*

	Steak	Blattgemüse
Arginin	6,700	6,09
Threonin	4,000	3,565
Phenylalamin	4,260	3,91
Histidin	2,570	1,825
Leucin	6,700	4,49
Valin	5,040	5,21
Lysin	7,050	4,96
Methionin	2,870	2,00
Insgesamt	46,880	45,22

Die biologische Ausnutzung beträgt:
bei Rindfleisch 71 % und
bei Blattgemüse 73 %

(nach Schweigart, Vitalstofftabellarium)

empfehlen. Sie stellen die sinnlose Denaturierung eines vitalstoffreichen Lebensmittels dar, denn es handelt sich um fabrikatorisch und mittels Chemie hergestellte Produkte. Sie enthalten einen hohen Prozentsatz an entwertetem, totem Eiweiß, das bei regelmäßigem Verzehr, wie bei tierischen Produkten, zur Eiweißspeicherung im Körper führen kann.

Tierisches Eiweiß und tierisches Fett sind nicht ein und dasselbe

Tierische Produkte wie Fleisch, Wurst, Fisch, Fischdauerwaren, Eier und Milchprodukte (mit Ausnahme von Butter und Sahne) enthalten einen hohen Anteil an Eiweiß; bei manchen Käsesorten, beispielsweise beim Parmesan, klettert er bis auf 35 Prozent.

Tierische Fette weisen nur einen geringen Eiweißanteil auf. Das Fettgewebe des Schweins enthält 0,5 Prozent Eiweiß

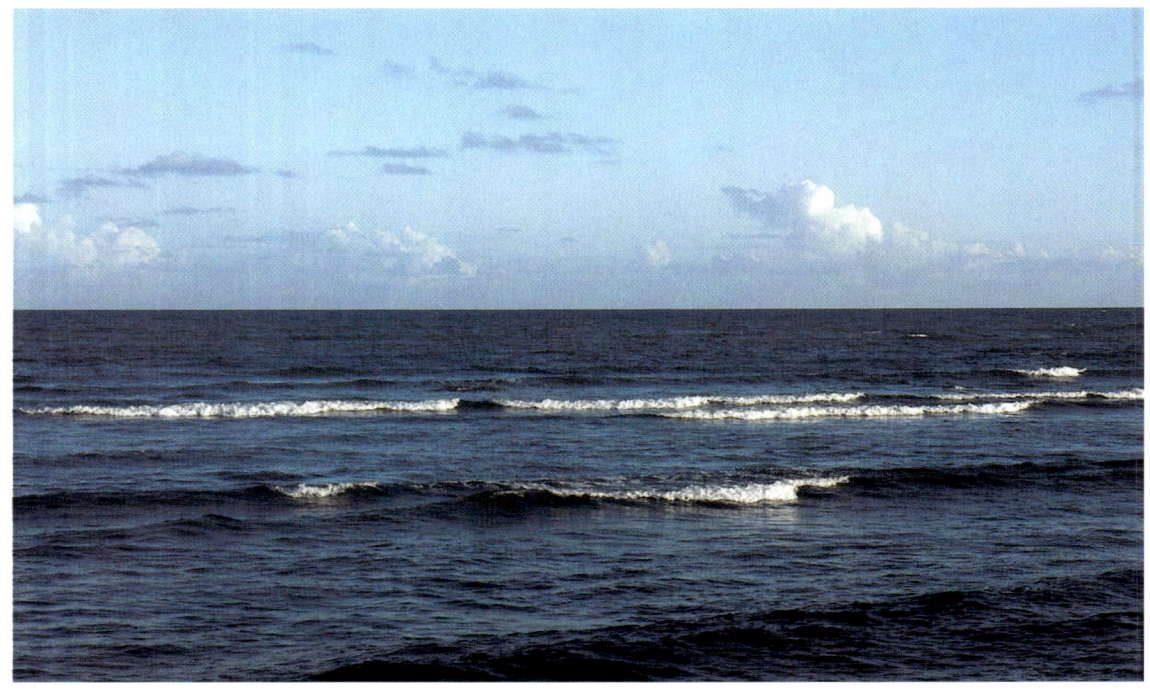

und das Fettgewebe des Rinds nur 0,3 Prozent. Beim oben besprochenen Eiweißfasten brauchen Sie auf Butter und Sahne nicht zu verzichten, denn diese Fette enthalten ebenfalls nur Spuren von Eiweiß.

100 Gramm Roastbeef, ein mageres Fleisch, enthält etwa dreißigmal soviel Eiweiß wie 100 Gramm Butter (0,7 Prozent). Doch wer ißt schon 100 Gramm Butter!

◆ Mineralien – Vitalstoffe die nicht nur entgiften

Das Meer, so weiß man aus der Evolutionsforschung, ist der Ursprung allen Lebens, und wir verdanken unsere Lebensfähigkeit außerhalb des Meeres dem Meer, das wir in uns tragen. Die Flüssigkeit in unserem Körper schmeckt so salzig wie das Meer und ist genauso reich an Mineralstoffen und Spurenelementen.

Diese Vitalstoffe beeinflussen die verschiedensten Funktionen in unserem Körper. Alle komplexen Stoffwechselprozesse unseres Organismus' sind von ihnen abhängig. Mineralien und Spurenelemente fungieren als Steuer- und Regelsubstanzen bei zahllosen Zellaktivitäten und sie unterstützen beispielsweise die Enzyme beim laufend stattfindenden Abbau abgestorbener Zellen und beim Aufbau neuer. Damit unser Nervensystem und unsere Muskeln einwandfreie funktionieren aber auch unser Immunsystem intakt bleibt, sind die Vitalstoffe absolut unent-

Mineralstoffe und Spurenelemente leisten durch ihre Unterstützung der Enzyme bei lipolytischen Prozessen sowie durch ihre Hilfe bei Entgiftungsprozessen bei der Revitalisierung der Stoffwechsellage bedeutende Mitarbeit.

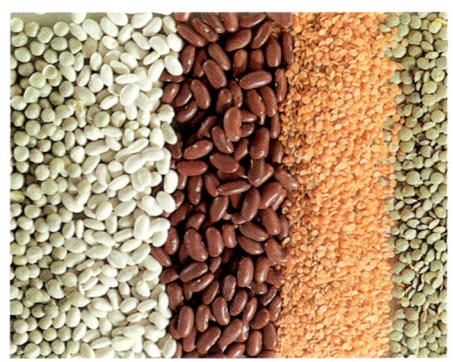
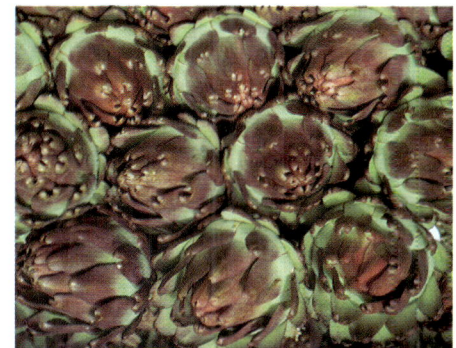

behrlich. Diese Vorgänge laufen in Partnerschaft mit Vitaminen ab. So können gewisse Mineralstoffe nicht voll genutzt werden, wenn bestimmte Partner-Vitamine fehlen und umgekehrt. Nur in reibungsloser Zusammenarbeit von Vitaminen und Mineralien kann unser Organismus weitere Vitalstoffe produzieren wie Aminosäuren, Hormone und Enzyme.

Calcium unterstützt aktiv viele Enzymtätigkeiten, beeinflußt die Durchlässigkeit der Zellmembranen und spielt eine große Rolle im Wasser- und Elektrolytehaushalt.

Diese Tatsache ist besonders für adipöse Menschen von Bedeutung, denn sie leiden oft unter Wasseransammlungen.

Neueste wissenschaftliche Erkenntnisse haben ergeben, daß Milchprodukte aufgrund ihrer Säurebildung eher als Calciumräuber, denn als Calciumbaustei-

Calcium ist enthalten in Grünkohl, Petersilienwurzel, Brokkoli, Sellerie, Sesamsamen, Mandeln, Nüssen und Hülsenfrüchten. Erdnüsse sind nicht empfehlenswert, da säurebildend. Sie alle stehen in ihrem Gehalt an Calcium den Milchprodukten in nichts nach.

ne für den Knochenbau wirken. Ähnlich wie bei der Säureüberflutung, die durch Zuckerverzehr ausgelöst wird, muß der Körper aus seinem Mineralstoffdepot, dem Skelett, Mineralsalze zur Verfügung stellen, um Säure neutralisieren zu können.

Kalium beeinflußt den Stoffwechsel zwischen den Zellen und aktiviert eine große Anzahl von Enzymen.

Bedeutende Kaliumquellen sind: Bohnen, Grünkohl, Kürbis, Mangold, Pilze, Batate, Pastinaken, Petersilienwurzel, Portulak, Kartoffeln und Topinambur, Artischocken, Brokkoli, Kohlrübe, Kohlrabi, Meerrettich und Sellerie. Bei Obst vor allem Ananas, Aprikosen, Avocado, Birnen, Bananen, Feigen, Holunderbeeren, Kiwis, Pfirsiche und Pflaumen. Getreide, Hülsenfrüchte, Nüsse und Samen am besten gekeimt essen.

Gemüse und Obst sind ganz allgemein reich an Kalium.

Natrium steuert die Funktion der Zellmembranen und die Resorption von Kohlenhydraten und Aminosäuren und es gilt als Aktivator einiger Enzyme. Natrium ist in allen frischen Lebensmitteln vertreten, so daß Sie Ihren Kochsalzverbrauch deutlich verringern können.

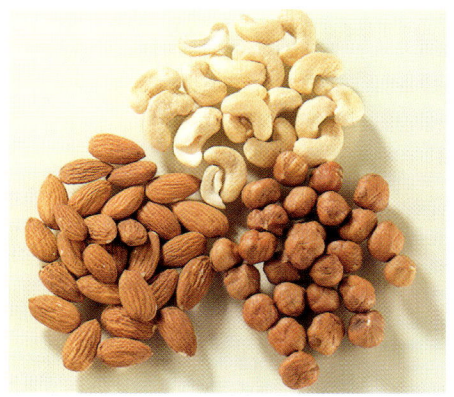

Phosphor ist in allen unseren Zellen enthalten, denn er hilft beim Aufbau der Zellmembran, also der Zellwände, und ist ein Baustein der Nukleinsäure in den Zellkernen. Das Spurenelement greift regelnd in die Prozesse der Energiegewinnung und Energietransformation ein und unterstützt alle Gehirnfunktionen. Es ist daher unentbehrlich für das intermediäre Stoffwechselgeschehen und alle Gehirnaktivitäten. Nüsse, Mandeln, Samen, Getreide und Hülsenfrüchte sind ausgiebige Phosphorlieferanten, während Gemüse und Obst knapper bedacht sind. Hervorzuheben sind hier vor allem Artischocken, Auberginen, Grünkohl, Knoblauch und Pilze.

> **Phosphor ist einer der wichtigsten Vitalstoffe für unsere Gehirnaktivitäten.**

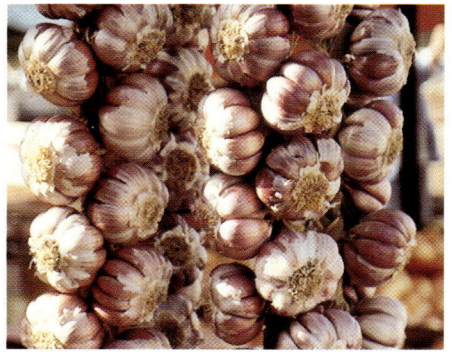

Magnesium bewahrt die Fließfähigkeit des Blutes, regelt den Elektrolytehaushalt, beteiligt sich an der Eiweißsynthese und am Kohlenhydratstoffwechsel und unterstützt die Regulierung der Durchlässigkeit − Permeabilität − unserer Zellwände. Magnesiumreich sind Nüsse, Mandeln. Getreide und Samen. Auch dieses Mineral ist in Obst und Gemüse weniger enthalten.

> **Hoher Alkoholkonsum und Mangel an Vitamin B$_1$ und B$_6$ hemmen die Resorption von Magnesium ganz wesentlich.**

Schwefel ist wichtig für eine intakte Darmflora und für die Entgiftungsprozesse in der Leber. Schwefel nehmen wir ausreichend durch den Verzehr von Zwiebeln, Knoblauch, Kohlgemüse und Brunnenkresse zu uns sowie durch Getreide, Samen und Nüsse.

Eisen wird im Organismus für Transportfunktionen im Stoffwechsel und zur Bildung eisenhaltiger Enzyme benötigt. Einige dieser Enzyme wirken bei Entgiftungsprozessen mit.

Als Eisenspender tun sich wiederum vor allem Getreide, Samen, Nüsse, Mandeln und Hülsenfrüchte hervor. Bei Gemü-

> **Da Eisen aus pflanzlichen Lebensmitteln besonders gut aufgenommen wird, wenn gleichzeitig Vitamin C-haltiges Gemüse oder Obst gegessen werden, ist das Vital-Müsli der ideale Eisenspender.**

se und Obst sind hauptsächlich Petersilienwurzel, Portulak, Schwarzwurzel, Batate, Spinat, Artischocke, Grünkohl, Löwenzahnblättter, Mangold, Feigen, Erdbeeren und Heidelbeeren gute Eisenlieferanten.

Chrom arbeitet zusammen mit Mangan und Zink im Kohlenhydratstoffwechsel.

Chrom ist sowohl in Gemüse, als auch in Getreide, Nüssen und Mandeln ausreichend enthalten.

Das Element ist eine wichtige Komponente des Insulinmoleküls, das für den Transport von Glukose in die Zellen sorgt, wo Glukose in Energie umgesetzt wird. Die Synthese von Fettsäuren sowie von verschiedenen Enzymen, ist unter anderem an Chrom gebunden.

Jod ist eine Komponente der Schilddrüsenhormone Trijodthyronin und Thyroxin. Sie sind für den Fettabbau mitverantwortlich, demzufolge also auch für eine schlanke Figur. Die Verwertung von Jod in unserem Körper hängt jedoch von ausreichender Vitamin A-Zufuhr ab. Meerespflanzen sind die reich-

Durch Schilddrüsenfehlfunktionen verursachte Gewichtsprobleme können u.a. auch auf Vitamin A-Mangel beruhen.

haltigsten Jodlieferanten. Sie werden in getrockneter Form zum Würzer verwendet. Es ist nicht nötig, jodiertes Salz zu verwenden, denn die Kropfbildung ist zumeist kein Jodmangelsyndrom, sondern eine Störung der Jodverwertung.

Kobalt beeinflußt die Jodverwertung in der Schilddrüse. Es unterstützt die Synthese von Eiweiß in unserem Körper und aktiviert zahlreiche Enzyme. Kobalt ist in Getreide, Nüssen, Hülsenfrüchten und Gemüse reichlich enthalten.

Kupfer befindet sich in Proteinkomplexen, die sich im Stoffwechsel meist als katabolisch (abbauend) wirkende Enzyme betätigen. Einige von ihnen neutralisieren als Fänger freier Radikale die im Körper gebildeten Oxidationsprodukte. Bei Gemüse zeigen sich vor

Nüsse, Mandeln und Hülsenfrüchte sind reichhaltige Kupferspender.

allem Brokkoli, Artischocken, Schwarzwurzeln, Erbsen, Rote Bete, Petersilienwurzeln, Spargel, Batate und Pilze als Kupferträger.

Mangan tritt als eine Komponente einer ganzen Reihe von Enzymen auf, die im Fett- und Kohlenhydratstoffwechsel wirken. Außerdem beeinflußt das Spurenelement die Stoffwechselprozesse von Leber und Pankreas sowie die Wirkung des Insulins. Ausgiebige Manganlieferanten sind grüne Gemüse, bzw. Kräuter wie Feldsalat, Spinat, Sauerampfer und Löwenzahn, außerdem Getreide, Nüsse, Mandeln und Hülsenfrüchte.

Selen wirkt in und an den Zellwänden als hochaktives Antioxidans, denn es kompensiert die giftige Wirkung von Cadmium, Blei, Quecksilber, Silber und Thallium. Außerdem hilft das Spurenelement beim Transport von Vitamin E in die Zellen, wo es unser Erbgut vor Schäden bewahrt. Selen findet sich reichlich in Getreide, Hülsenfrüchten, Lauchgemüse,

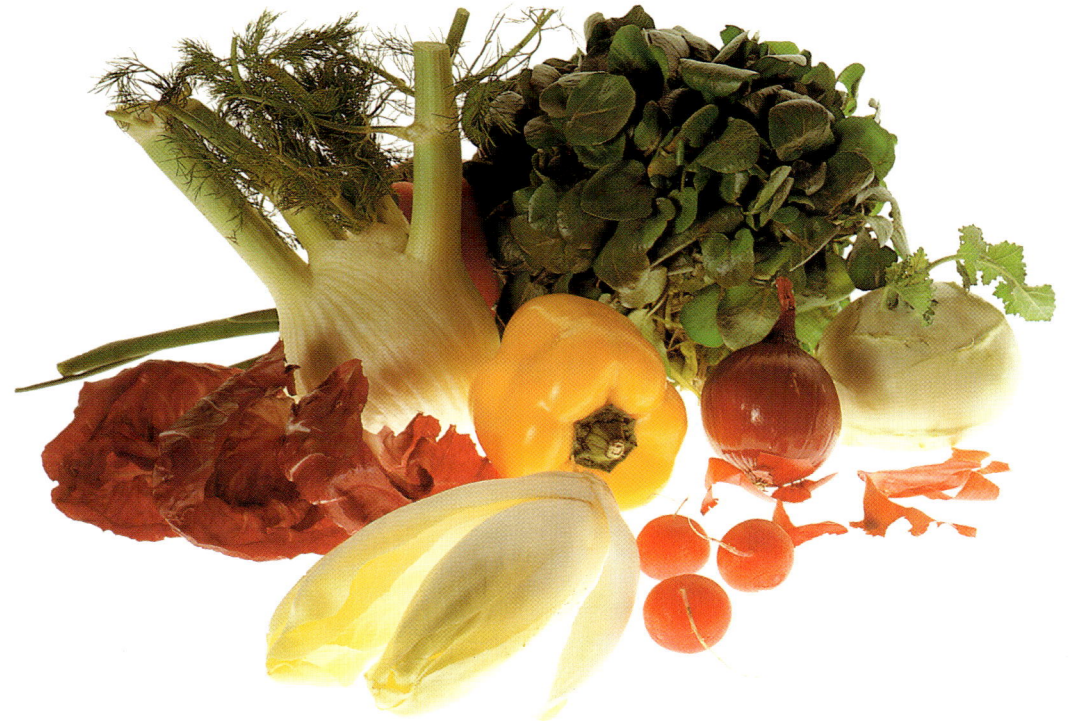

Knoblauch, Zwiebeln und Spargel. Überdosierungen sind mit selenhaltigen Lebensmitteln nicht möglich, während der Mißbrauch von Präparaten Vergiftungen hervorrufen kann.

Silizium ist in allen Körpergeweben enthalten. Die Elastizität unseres Bindegewebes und die Festigkeit der Faser hängt unter anderem von diesem Spurenelement ab. Außerdem unterstützt es den Aufbau der Knochen sowie die Kalkeinlagerung.

Die Versorgung mit Silizium ist durch ausreichenden Verzehr von Gemüse, Getreide, Nüssen und Hülsenfrüchten gesichert.

Zink beteiligt sich an der Regulierung des Säure-Basenhaushalts und aktiviert eine große Anzahl von Enzymen, die den Protein- und Kohlenhydratstoffwechsel steu-

ern. Zink ist besonders reichlich in gekeimtem Getreide und Hülsenfrüchten vorhanden, sowie in Nüssen. Doch auch Pastinaken, Rosenkohl, Brokkoli, Petersilienwurzel, Artischocken, Bohnen, Blumenkohl, Erbsen, Grünkohl, Kartoffeln, Kohlrübe, Kohlrabi, Mangold, Meerrettich und Sellerie liefern ausreichend Zink. Bei Obst bilden vor allem Avocado, Bananen, Feigen, Holunderbeeren, Pfirsiche und Pflaumen gute Zinkquellen.

Das Spurenelement wirkt als wichtiger Bestandteil des Hormons Insulin beim Transport des Energiespenders Glukose in die Zellen und es hilft außerdem beim Aufbau der Speicherform des Insulins.

Wenn wir uns abwechslungsreich mit unterschiedlichen Gemüse- und Obstsorten sowie mit verschiedenen Getreidegerichten ernähren, brauchen wir uns keineswegs auch nur die geringsten Sorgen zu machen, ob wir mit Mineralstoffen gebührend versorgt werden.

◆ Aromastoffe signalisieren das Sättigungsgefühl

Die Pflanzen entwickelten im Laufe der Evolution besondere Duft- und Geschmacksstoffe, um ihr Fortbestehen und ihr Überleben zu sichern. Sie locken mit dem Duft ihrer Blüten Insekten zur Bestäubung an und verstehen es gleichzeitig, durch den Geschmack ihres Saftes Freßfeinde abzuwehren.

Die Aromastoffe, die ätherischen Öle der Nahrungspflanzen, reizen unsere Geschmacks- und Geruchsnerven, die uns „mitteilen", welche von ihnen uns besonders munden und an welche wir uns erst gewöhnen müssen, bis wir sie mit Appetit verzehren können. Als Kind lehnten wir meist bitter schmeckende Gemüsesorten, wie Spinat, Chicorée und grüne Paprika ab, um sie als Erwachsene mit um so größerer Begeisterung zu essen. Allerdings verflüchtigen sich die Aromastoffe durch Erhitzen oder verändern sich stark, daher sind sie nur beim Verzehr von frischen Gemüsesalaten und Obst als Vermittler des Sättigungsgefühls wirksam. Das Sättigungsgefühl tritt bei Frischkost auch durch den hohen Anteil an weiteren Vitalstoffen schneller ein als bei Kochkost. Beim Verzehr von Frischkost lösen die ätherischen Öle über Sensoren in der Mundschleimhaut Signale aus, die umgehend in beruhigender Form auf die Nervenzentren einwirken und über das vegetative Nervensystem zum Hypothalamus gelangen, der Kommandozentrale in unserem Gehirn. Von der Zentrale aus wird über ein komplexes Regelsystem entschieden, wann die eingetroffenen Signale ausreichen, uns das Gefühl der Sättigung zu vermitteln.

Menschen, die erhitzte Speisen und insbesondere „Junk-Food" (fabrikatorisch hergestellte, daher denaturierte, tote Nahrungsmittel) bevorzugen, müssen mehr essen, bis das Gefühl des Sattseins eintritt.

◆ Faserstoffe – Vitalstoffe für die schlanke Figur

Faserstoffe „ballasten" nicht

In der Ernährungslehre hat heute der Begriff Faserstoffe den veralteten und unkorrekten Begriff Ballaststoffe abgelöst. Gewöhnlich setzt man „Ballast" mit „wertlos, überflüssig" oder „beschwerend" auf eine Stufe, gerade gut genug, um als Gewicht zu dienen, wie die Sandsäcke bei der Ballonfahrt. Diese abwertenden Bezeichnungen verdienen jedoch die Faserstoffe ganz und gar nicht. Sie werden zu den Vitalstoffen gerechnet und sind ausschließlich in Pflanzen enthalten, denen sie als Stütz- und Struktursubstanzen dienen.

Kleie wird als Kraftfutter für das Vieh verwendet, da wir uneinsichtigen Menschen Feinmehlprodukte den Vollkornprodukten vorziehen.

Am Beispiel einer Handvoll Getreidekörner ist anschaulich darzustellen, daß es sich bei den Faserstoffen um wertvolle biologische Wirkstoffe handelt. Werden die Körner zu Feinmehl vermahlen, bleibt Kleie übrig, die immer noch ebenso hartnäckig wie unzutreffend als Ballaststoff bezeichnet wird. Dieser „Abfall" birgt jedoch die vitalstoffreichsten Bestandteile des Getreides: die wertvollen Randschichten und die Keimanlagen. Das sind Substanzen, die den höchsten Gehalt an lebenswichtigen Mineralstoffen aufweisen wie Spurenelemente, Enzyme und Vitamine, insbesondere die der B-Gruppe. Kleie „ballastet" unseren Darm aber nicht, sondern führt uns wertvolle Nährstoffe zu.

Faserstoffe halten länger satt

Faserstoffe verlangsamen die Resorptionsgeschwindigkeit von Kohlenhydraten, was nach einer kohlenhydrathaltigen Mahlzeit einen beruhigenden Einfluß auf die Blutzuckerkurve hat. Außerdem sorgen sie für ein lange anhaltendes Sättigungsgefühl, da sie eine verlangsamte Entleerung des Magens bewirken. Deshalb setzt erst etwa vier bis fünf Stunden nach dem Verzehr des Vital-Müslis ein Hungergefühl ein.

Faserstoffe verhüten Fäulnisprozesse

Während ein hoher Gehalt an Faserstoffen die Verweildauer im Magen verlängert, verhält es sich im Darm genau umgekehrt. Die Faserstoffe vermehren nicht nur das Stuhlvolumen sondern regen in der Darmwand lokalisierte Sensoren des vegetativen Nervensystems zur physiologischen Tätigkeit an; die Peristaltik (Darmbewegung) wird eingeleitet.

Ärzte weisen immer wieder darauf hin, daß zwischen der langen Darmpassagezeit, welche die vitalstoffarme Kost benötigt und Dickdarmkrebs ein Zusammenhang besteht.

Bei übermäßig langer Verweildauer des Speisebreis im Darm können faulende Abbauprodukte, insbesondere die von tierischen Nahrungsmitteln, länger auf die Darmwand einwirken.

◆ Bitterstoffe

So unangenehm sich „bitter" anhören mag, so wertvoll sind die sogenannten Bitterstoffe für das gesamte Verdauungssystem. Sie fördern die Durchblutung im Verdauungsbereich und haben eine galle- und harntreibende Wirkung. Die Bitterstoffe reizen diejenigen Geschmacksknospen am Zungenrand, die für diese Geschmacksrichtung zuständig sind. Hierdurch werden nicht nur die Speicheldrüsen zur Absonderung angeregt, sondern reflektorisch über den Nervus vagus auch Pankreas, Magen, Leber und Dünndarm. Eine der bekanntesten und beliebtesten Bitterpflanzen ist Wermut, der den Bitterstoff Absinthin enthält. Kaum ein Magenbitter, in dem nicht auch Wermut vertreten ist.

Bitterstoffe vermindern das Verlangen nach Süßem, bringen die Verdauung in Schwung und helfen bei der Gewichtsreduktion.

Bittere Pflanzen vermindern darüber hinaus auch das Verlagen nach Süßigkeiten, sind von stark fettabbauender Wirkung und helfen bei der Ausscheidung von Toxinen und Metaboliten (Stoffwechselschlacken).

Wenn Sie also oftmals unter Heißhunger auf Süßigkeiten leiden, so sollten die unten aufgelisteten Pflanzen möglichst häufig auf Ihrem Speisezettel vertreten sein.

Gemüse: Artischocke, Blumenkohl, Brokkoli, Chicorée, Fenchel, Grünkohl, Gurke, Mais, Porree, Portulak, Rapunzel, Rosenkohl, Rotkohl, Spinat, Stangensellerie, Weißkohl, Wirsing, Zucchini.

Obst: Ananas, Avocado, Bitterorange, Grapefruit, Melone, Zitrone.

Tees und Gewürze: Birke, Bohnen und - Bohnenschalen, Brennessel, Brunnen- kresse, Huflattich, Löwenzahn, Petersilie, Pfefferminze, Rosmarin, Schafgarbe, Thy- mian, Wermut, Melisse.

◆ Ascorbinsäure – der fettzehrende Vitalstoff

Es ist uns allen bekannt, daß Obst und Gemüse reichhaltige Vitamin C-Spender sind. Die ausreichende Aufnahme von Vi- tamin C ist jedoch nur durch einen hohen Frischkostanteil in der Nahrung gewähr- leistet, da die Ascor- binsäure, wie das Vita- min auch genannt wird, sehr hitzelabil ist.

Ascorbinsäure spielt für Übergewichtige eine bedeutende Rolle als Schlank- macher, denn sie arbeitet direkt und indirekt an allen fettschmelzenden Prozessen in unserem Organismus mit.

Ascorbinsäure beteiligt sich aufgrund ihrer fett- spaltenden Eigenschaf- ten an der Oxidation der Fette (Verbrennung) und an der Energiege- winnung, und sie hilft beim Transport der fett- abbauenden Schilddrüsenhormone Tri- jodthyronin und Tyroxin zu den Adipo- zyten (Fettzellen). Ohne ausreichende Vitamin C-Zufuhr erreichen nur knapp die Hälfte dieser Hormone die Adipozyten.

Im Gegensatz zu uns Menschen, sind die meisten Tiere in der Lage, Vitamin C aus Glukose herzustellen. Sie haben also das fettzehrende Vitamin ständig zur Ver- fügung; einer der Gründe, weshalb freile- bende Tiere nicht dick werden, außer natürlich solche Tiere, deren Stoffwechsel auf das Fetthorten für einen ausgiebigen Winterschlaf ausgerichtet ist.

Ascorbinsäure hat in unserem Orga- nismus eine Vielzahl weiterer Aufgaben; eine von ihnen ist ihre bedeutende Rolle in der Streßverarbeitung. In schweren Be- lastungssituationen schüttet unsere Ne- bennierenrinde mit Hilfe von Vitamin C bestimmte Hormone aus, die Corticoste- oide. Hierdurch kommt es zu einer rapiden Entleerung des Vitamin C-Vorrats der Ne- bennierenrinde. Aus diesem Grund sollten dauergestreßte Menschen auf erhöhte Vi- tamin C-Zufuhr in Form von viel Frischkost bedacht sein. Darüber hinaus hält uns As- corbinsäure freie Radikale vom Leibe, denn sie ist imstande, freien Sauerstoff an sich zu binden. Sie gilt daher als Fänger freier Radikale.

Freie Radikale – Stören- friede in unserem Körper

Freie Radikale sind aggressive Teilchen, denen auf ihrer Oberfläche ein Elektron fehlt. Sie erzeugen als hochreaktive Substan- zen abnormale chemi- sche Bindungen im Kör- per. Freie Radikale sind zwar sehr kurzlebig, doch reicht ihre Lebens- dauer von etwa einer Se- kunde aus, ihre zerstörerische Wirkung an den Zellen zu entfalten. Obwohl der Orga- nismus über viele Schutzmechanismen verfügt, gelingt es den Störenfrieden, die

Man betrachtet die freien Radikale als das Ergebnis von Wechsel- wirkungen zwischen unserer Zellen und Umweltgiften.

Membranen der Zellen zu bombardieren. Erreichen sie die Erbsubstanz im Zellkern, kann die Zelle zu einer Krebszelle entarten. Da die Radikale zumeist sauerstoffhaltig sind, und eine Reaktion mit Sauerstoff chemisch als Oxidation bezeichnet wird, nennt man Stoffe, die sie abfangen können, Antioxidanzien.

Antioxidanzien vernichten freie Radikale

In dem Begriff Antioxidanzien stecken die zwei lateinischen Wortteile: **anti** = gegen und **Oxid** = die Verbindung eines chemischen Grundstoffes mit Sauerstoff (zum Beispiel Rost). Es gibt drei Vitamine, die uns wirksam vor dem Angriff freier Radikale schützen können: **Beta-Carotin** (Provitamin A), **Vitamin C** und **Vitamin E** (Tocopherol), Sie treten in unserem Organismus als Gegenspieler des Sauerstoffs auf, da sie die Fähigkeit besitzen, ihn zu binden. Jedes der Vitamine „bevorzugt" eine andere Kategorie sauerstoffhaltiger freier Radikale, daher ist es von Vorteil, sich durch ausreichenden Verzehr frischer Lebensmittel mit allen Schutz-Vitaminen zu versorgen, die dann gemeinsam eine Abwehrfront gegen die zerstörungswütigen Angreifer bilden können.

■ **Vitamin E** wird unter Mitwirkung des Spurenelements Selen in die Zellmembranen geschleust. Hier stoppt das Vitamin die Attacken freier Radikale auf die Zellmembranen, schützt sie vor Schädigungen und hemmt die Krebsentwicklung.

■ **Beta-Carotin** greift ebenfalls hemmend in die Entwicklung von Krebszellen ein. Es wird in die Zellmembranen eingebaut und entzieht den aggressiven Molekülen ihre destruktive Energie.

■ **Vitamin C**, so weiß man seit vielen Jahren, kann die Bildung krebserregender Stoffe verhindern. Außerdem hilft es, das Vitamin E zu aktivieren.

In der Vitaminforschung kommt man heute mehr und mehr zu der Erkenntnis, daß die Qualitäten der Vitamine A, C und E als Fänger freier Radikale auch in der Therapie vieler anderer Zivilisationskrankheiten wie Arteriosklerose und Herzinfarkt hervorragend genutzt werden können und daß sie in der Lage sind, den Alterungsprozeß erheblich zu verzögern.

Die Vitalnahrung, die reich an allen biologischen Wirkstoffen ist, sichert die ausreichende Zufuhr von Beta-Carotin, Vitamin C und Vitamin E, sie beugt Zivilisationserkrankungen vor und hält länger jung.

Diese Vitamine in Form von Präparaten zu sich zu nehmen, ist nicht nur sinnlos, sondern sogar gefährlich. Mehrere wissenschaftliche Studien erbrachten den Verdacht, daß Vitaminpillen selbst Krebs auslösen können.

„Fänger freier Radikale" sind nur in Frischkost ausreichend enthalten

Selbstverständlich entfalten die in folgenden Lebensmitteln enthaltenen „Fänger Freier Radikale" ihre Wirkung nur in unerhitzter Form; beim Kochen werden die Vitamine weitgehend zerstört.

■ **Beta-Carotin :** Aprikosen, Brokkoli, Brunnenkresse, Endivien, Feldsalat, Fenchelkraut, Grünkohl, Karotten, selbstgekeimtes Getreide, Spinat.

■ **Vitamin C:** Blumenkohl, Brokkoli, Grünkohl, Rosenkohl, Petersilienblätter, Rote Bete, Meerrettich, Paprika, Rosenkohl, Acerola, Hagebutten, Kiwi, Sanddornbeeren, schwarze Johannisbeeren, Zitrusfrüchte.

■ **Vitamin E:** Avocado, Brombeeren, Himbeeren, Knollensellerie, Paprika, Wirsing, Schwarzwurzel, Leinsamen, Mandeln, Haselnuß, Sonnenblumenkerne, selbstgekeimtes Getreide, alle kaltgepreßten Speiseöle, insbesondere Weizenkeimöl.

Kochen und starkes Erhitzen zerstört die Vitamine in Obst und Gemüsen weitgehend.

Diese drei Vitamine werden bei ihrer Arbeit als Antioxidanzien von dem Spurenelement Selen und von den Omega-3-Fettsäuren unterstützt.

■ **Selen:** Vollgetreide, Naturreis, Knoblauch, Hülsenfrüchte.

■ **Omega-3-Fettsäuren:** Avocado, Sanddornbeeren, frischer Mais, Nüsse, Mandeln.

Sind Frischkost und Vollkornprodukte unverträglich?

Manche Menschen vertreten die Ansicht, rohes Gemüse, Obst und Vollkornprodukte seien unbekömmlich. Doch diese Angst vor frischen und vollwertigen Lebensmitteln ist völlig unbegründet. Naturvölker, die noch nicht mit den "Segnungen" der Zivilisation Bekanntschaft gemacht haben, ernähren sich von natürlichen Lebensmitteln, die in ihrer unmittelbaren Umgebung wachsen. Sie leben "von der Hand in den Mund" und kochen nur solche Lebensmittel, die roh ungenießbar sind. Uns zivilisierten Menschen ist das wahre Verhältnis zu den Geschenken der Natur verlorengegangen. Wir haben uns im Zuge der Expandierung der Nahrungsmittel- und Pharmaindustrie zu deren Marionetten entwickelt und machen uns ihre "Lehren" zu eigen. Vertrauensvoll konsumieren wir vornehmlich denaturierte Nahrungsmittel sowie Nahrungsergänzungsstoffe, da sie uns in den Medien als das non plus ultra für unsere Gesundheit angepriesen werden.

Viele Ärzte, bei denen wir Rat in Ernährungsfragen suchen, unterliegen selbst dem Einfluß solcher Fehlinformationen – Ökotrophologie gehört nicht zu ihrer Ausbildung an den Universitäten.

Das betrübliche Ergebnis der jahrzehntelangen Fehlinformationen: wir sogenannten zivilisierten Menschen haben uns von natürlicher Lebensweise schon so weit entfernt, daß wir

Ärzte für Naturheilverfahren überlassen ihre Kenntnisse über den Stand der Ernährung nicht dem Zufall.

frischen Lebensmitteln, so wie sie von der Natur für uns vorgesehen sind und die noch alle aufbauenden und heilenden Stoffe enthalten, mit Mißtrauen begegnen. Unsere paradoxe Denkweise, die uns vorgibt, daß gekochte, aller Vitalstoffe beraubte Kost sowie entwertetes Feinmehlbrot, leichter verdaulich sind, macht es uns schwer, das Beharren auf unsere Fehlernährung aufzugeben. Wer jedoch durch seriöse Beratung mit der vitalstoffreichen, vollwertigen Ernährung vertraut gemacht wird, erfährt bald kontinuierliche Besserung seiner Gesundheit und Steigerung seiner Lebensqualität. Mit zunehmendem Wohlbefinden gewinnt er schließlich das Vertrauen in die Geschenke der Natur zurück.

Menschen, die sich Zeit ihres Lebens vorwiegend von denaturierter Kost ernährten – fabrikzucker- und feinmehlhaltige Nahrungsmittel, fabrikatorisch hergestellte Fette, konserviertes Gemüse und Obst, Übermaß an tierischen Produkten – müssen ihrem Organismus eine gewisse Übergangsphase zugestehen, während der er sich auf die vitalstoffreiche Kost einstellen kann; in etwa 3 – 4 Wochen findet im Darm eine natürliche Symbioselenkung statt. Um Mißempfindungen zu verhindern, müssen Süßigkeiten und Feinmehlprodukte gemieden werden. In den ersten 3 Wochen ist es auch ratsam, auf Honig zu verzichten. Stillen Sie Ihr Verlangen nach Süßem lieber mit süßen Früchten.

> **Wenn in einem Orchester von 30 Musikern 29 richtig spielen und nur einer falsch, ist das ganze Konzert verdorben. Wählen wir in einer Kostform, die aus 30 Einzelnahrungsmitteln besteht, 29 richtig aus, und ein Nahrungsmittel ist falsch, so wird die ganze Kostform nicht vertragen.**
> *Dr. M. O. Bruker*

Vitalstoffquelle Getreide

Kein Lebensmittel ist auf engstem Raum so reichhaltig mit Vitalstoffen gesegnet wie das Getreidekorn, daher nahm es bei allen Völkern von jeher in ihrer Ernährung eine zentrale Stellung ein. Auch vom ökonomischen Standpunkt her betrachtet ist Getreide das wertvollste Lebensmittel, das wir für unser Geld erhalten können. Mit einem Kilogramm Getreide kaufen wir nahezu 100 Prozent Vitalstoffe ein, während in einem Kilogramm Fleisch nur 30 Prozent Nährstoffe enthalten sind – der Rest ist Wasser. Der Eiweißgehalt des Getreides entspricht etwa dem des Hühnereis. Getreide enthält zwar gegenüber Fleisch weniger Aminosäuren, aber von Getreideprodukten kann man mehr essen, zum Beispiel Frischkorngerichte, Brote, Gebäck und Nudeln. Außerdem schaffen wir mit dem Verzehr von Obst- und Gemüsesorten den erstrebten Ausgleich, da sich die Zusammensetzung ihrer Aminosäuren mit denen des Getreides hervorragend ergänzt. Darüber hinaus ist Getreide unser größter Vitamin B-Spender.

➤ Aneurin & Co. – Schlankmacher aus Getreide

Getreide ist unser Hauptlieferant der Vitamine der B-Gruppe: Aneurin (B_1), Laktoflavin (B_2), Pyridoxin (B_6), Biotin, Niacin und Pantothensäure wenn wir Vollkornprodukte essen. In den Industrieländern leiden jedoch die meisten Menschen unter latentem Mangel an B-Vitaminen, da diese durch die Entfernung der Randschichten und des Keims beim Vermahlen des Getreides zu Feinmehl verlorengehen. Im Feinmehl, dem sogenannten Auszugsmehl, **Die B-Vitamine sind mit von der Partie wenn es heißt: Weg mit dem Speck!** ist nur noch ein geringer Prozentsatz dieser wertvollen Vitalstoffe enthalten. Ihre Anwesenheit in einer kohlenhydrathaltigen Mahlzeit trägt entscheidend zum störungsfreien Kohlenhydratstoffwechsel bei. Mit Hilfe der B-Vitamine werden Kohlenhydrate über mehrere Zwischenstufen zum Endprodukt Glukose = Blutzucker abgebaut. Glukose wird unter Mitwirkung des Pankreashormons (Pankreas ist die Bauchspeicheldrüse) Insulin in der Leber zu Glykogen, der Leberstärke, umgewandelt und gespeichert. Dieser Speicher dient zur Regulierung des Blutzuckerspiegels und zur Energiegewinnung, denn die Leber baut das Glykogen bei Bedarf – zum Beispiel, wenn wir längere Zeit nichts gegessen haben – laufend wieder in Glukose um und gibt sie in bestimmten Mengen an den Blutstrom ab. Auf diese Weise wird Glukose zu den Billionen

Fehlen B-Vitamine in der Nahrung, baut der Organismus den Überschuß an Kohlenhydraten in Fett um, das sich vorzugsweise am Bauch, an Hüften und Oberschenkeln ansetzt.

Zellen unseres Körpers transportiert und mit Hilfe von Insulin in das Zellinnere gebracht. Der Blutzucker dient als Treibstoff zur Energiegewinnung. Die Oxidation in der Zelle findet unter Aufnahme von Sauerstoff und durch Mitarbeit der B-Vitamine, insbesondere von Aneurin, statt. Während der schrittweisen Oxidation werden Kohlensäure und Wasser abgegeben und letztendlich Energie freigesetzt.

Außer ihrer Eigenschaft, den Fetteinbau im Körper zu verhindern, verdanken wir den B-Vitaminen viele weitere positive Eigenschaften, welche den gestörten Stoffwechsel der Übergewichtigen wieder zu revitalisieren vermögen.

Aneurin nimmt u. a. Einfluß auf den Wasserhaushalt, deshalb kann Aneurinmangel

zu Ödemen (Wasseransammlungen im Gewebe) führen, ein Phänomen, das bei adipösen Menschen oft zu beobachten ist. Gehirn, Herzmuskel und Nervengewebe haben den größten Glukosebedarf, daher hängen sie von ausreichender Vitamin B_1-Zufuhr ab, die zur Verwertung von Glukose unabdingbar ist.

Laktoflavin hilft bei der Entwicklung der Zellstruktur und beim Auf- und Abbau der roten Blutkörperchen. Es unterstützt die Leber wesentlich bei der Entgiftung, eine Tatsache, die für den Entschlackungsprozeß während der Gewichtsreduktion von größter Wichtigkeit ist.

Pyridoxin spielt als Partner vieler Enzyme eine bedeutende Rolle im Eiweißstoffwechsel. Es hilft bei der Zerlegung von Proteinen aus der Nahrung in ihre Bausteine, die Aminosäuren, und unterstützt unter Mitwirkung von über sechzig Enzymsystemen den anschließenden Aufbau in körpereigenes Eiweiß. Unter Pyridoxinmangel haben vor allem das Gehirn und das Nervensystem zu leiden.

Biotin wirkt an der Synthese von Fettsäuren mit und ist wichtig für die Erneuerung von Blut und für das Wachstum von Haut, Nägeln und Haaren.

Niacin ist mitverantwortlich für das einwandfreie Funkionieren des Nervensystems und sorgt wie Biotin für gesunde Haut, Haare und Nägel.

Pantothensäure ist zur Gewichtsreduktion unverzichtbar, denn sie unterstützt als

Komponente des Coenzyms A chemische Reaktionen des Eiweiß-, Fett- und Kohlenhydratstoffwechsels und wirkt intensiv bei Entgiftungsprozessen im Organismus mit. Darüber hinaus ist das Vitamin an der Synthese von Fettsäuren, Cholesterin, und Gallensäuren beteiligt.

Aufgrund dieser vielen positiven Eigenschaften tun wir gut daran, vollwertiges Getreide zu essen, statt die wertvollen, Vitamin B-reichen Randschichten und Keime als Kraftfutter an das Mastvieh zu verschenken.

◆ Eine Schatztruhe an Vitalstoffen – Das Vital-Müsli

Laßt uns unserer Gesundheit zuliebe zu den Ernährungsgewohnheiten unserer Ahnen zurückkehren, die noch vor etwa 100 Jahren täglich ihren Getreidebrei aßen. Dieses sättigende Gericht, das den Organismus hervorragend mit wertvollen Vitalstoffen versorgt, hielt die Menschen leistungsfähig und gesund. Unser Vital-Müsli bildet das Herzstück einer Ernährung, die darauf abzielt, Fettdepots zum Schmelzen zu bringen. Es ist wegen seiner harmonisch aufeinander abgestimmten Vitalstoffe, welche die Zutaten Getreide, Früchte, Nüsse und Sahne liefern, von größtem physiologischen Wert. Deshalb hat es auf die Regenerierung der entgleisten Stoffwechsellage und die daraus resultierende Gewichtsreduktion einen entscheidenden Einfluß.

Durch ihren Vitalstoffreichtum sind Körner besonders prädestiniert, Leben zu erhalten und die Gesundheit wieder herzustellen. Sie sind nicht nur durch ihren hohen Gehalt an B-Vitaminen anderen Lebensmitteln überlegen, sie stechen auch durch ihren hohen Anteil an ungesättigten Fettsäuren sowie an Proteinen hervor. Da manche Getreidesorten sogar bis zu 18 Prozent Eiweiß enthalten, genügen schon kleine Mengen für unsere Versorgung mit lebensnotwendigen Aminosäuren.

Während der 5- bis 12-stündigen Einweichzeit wird das Getreideschrot bereits enzymatisch aufgespalten, was eine gehörige Entlastung für unser Verdauungssystem bedeutet. Eventuelle Unverträglichkeit tritt nur dann auf, wenn Zucker zugegeben wird, oder wenn man immer noch fortgesetzt dem Verzehr raffinierter Kohlenhydrate frönt, die den Aufbau einer gesunden Darmflora unterbinden. Auch die Zubereitung mit Joghurt, Quark oder Dickmilch kann Beschwerden verursachen. Doch das vorläufige Meiden von Tiereiweiß ist von Vorteil, um die Eiweißspeicher im Körper zu leeren (siehe S. 24).

Körner bergen – wie alle anderen Samen auch – die gesamte Lebensenergie der Pflanzen, die zur Bewahrung ihrer Art, das heißt, zur Entwicklung neuen Lebens erforderlich ist.

Keimlinge regenerieren alle Gewebe

Eine ausgezeichnete Variante ist das Vital-Müsli mit Getreidekeimlingen. Keimlinge sind eine bedeutende Kraftquelle für den gestörten Stoffwechsel der Übergewichtigen, denn ihr Vitalstoffreichtum trägt hervorragend zur Regenerierung aller Gewebe bei. Die biologischen Wirkstoffe können vom Organismus ausgezeichnet verwertet werden, da die Körner durch die Keimung ebenfalls bereits aufgeschlossen sind.

Der Keimvorgang bewirkt im Korn einen dramatischen Anstieg aller Vitalstoffe. So erhöht sich z. B. im Weizenkeim der Gehalt an Vitamin A um 128 %, der des Vitamin E um 650 % und der des Vitamin B$_1$ um 300 %. Die Vitamine B$_2$ und B$_6$ erfahren eine Vermehrung von 400 % und der Gehalt an lebenswichtigen Eiweißen steigt auf mehr als das Doppelte an. Es kommt zur Entwicklung von Vitamin B$_{12}$, das sich im Laufe des Keimungsprozesses noch anreichert.

Keimlinge sind eine bedeutende Kraftquelle für den gestörten Stoffwechsel der Übergewichtigen, denn ihr Vitalstoffreichtum trägt hervorragend zur Regenerierung aller Gewebe bei.

Außerdem weisen Getreidekeimlinge einen besonders hohen Anteil an mehrfach ungesättigten Fettsäuren auf.

Getreidekeimlinge können nicht nur im Vital-Müsli verwendet werden. Sehr gut schmecken pikant zubereitete Pürees und Pasteten mit Keimlingen, die man zu Salat reichen kann oder als Brotaufstrich verwendet. Die Rezepte finden Sie im Kapitel „Vitalnahrung, delikat und kunterbunt"(ab Seite 104).

Die physiologischen Wirkungen des Vital-Müslis

Sobald Sie sich das Vital-Müsli zur täglichen Gewohnheit machen, werden Sie die positiven Wirkungen sehr bald spüren: Das Sättigungsgefühl hält bis zu fünf Stunden lang vor, ohne den Magen zu belasten. Auch bei langer Pause zwischen Frühstück und Mittagessen wird man nie nervös überhungert sein. Müdigkeitserscheinungen, meist die Folge der Autointoxikation, verschwinden ebenso schnell wie Erschöpfungszustände. Sie werden eine zunehmende Steigerung Ihrer geistigen und körperlichen Leistungsfähigkeit bemerken und Spannkraft und Frische wiedergewinnen. Seelische Ausgeglichenheit und allgemeines Wohlbefinden lassen das Verlangen nach Genußmitteln verschwinden. Es findet eine Regeneration der Gewebe statt, die alle Zivilisations- und Abnutzungskrankheiten weitgehend verhütet. Die Vermehrung des Unterhautzellgewebes bewirkt Straffheit und verbesserte Durchblutung der Haut. Der Teint wird glatt und rosig und frei von Ausschlägen, das Haar wird voll und duftig und die Nägel werden fest und glänzend.

Die Darmtätigkeit reguliert sich, so daß die hartnäckigste Stuhlverstopfung mit all ihren gesundheitsschädlichen Folgen der Selbstvergiftung in wenigen Tagen behoben sein wird.

Das Vital-Müsli beseitigt Ihre Verdauungsstörungen

Übergewichtige leiden vielfach unter Verdauungsstörungen, die durch die heilenden Eigenschaften des Vital-Müslis äußerst günstig beeinflußt werden können. Menschen, die von einer gestörten Verdauungstätigkeit betroffen sind, sprechen besonders gut auf Hafer an, da er feingeschrotet und eingeweicht oder gekeimt über ein außerordentliches Quell- und Schleimbildungsvermögen verfügt. Die B-Vitamine des Hafers regen unter Mitwirkung des Enzyms Carboanhydrase die Produktion der Verdauungssäfte an und fördern die Bildung von Amylasen, stärkeaufspaltenden Enzymen. Menschen, die glauben, ihre Getreidebreie wegen mangelhafter Verdauungssaftproduktion kochen zu müssen, vernichten, beziehungsweise reduzieren paradoxerweise genau die Vitalstoffe, mit deren Hilfe sie ihr Leiden heilen könnten.

Das Vital-Müsli kann vor dem Verzehr angewärmt werden, doch vermeiden Sie das Erhitzen über 40°. Die wertvollen Enzyme werden bereits bei 43° abgetötet, und die hitzelabilen B-Vitamine erleiden einen Verlust von über 50 Prozent. Durch seinen überaus hohen Gehalt an B-Vitaminen ist Vollgetreide von größter Bedeutung für die Regenerierung der Stoffwechsellage und der Verdauungstätigkeit.

Wenn Menschen aufgrund ihres momentanen Befindens das frische Getreide noch nicht vertragen, können sie trotzdem von den wertvollen Vitalstoffen des Vital-Müslis profitieren, wenn sie eine Umgewöhnungphase einhalten, wie es auf den Seiten 35 und 36 beschrieben ist.

Um Ihren lädierten Stoffwechsel mittels der wertvollen Vitalstoffe möglichst schnell zu revitalisieren, können Sie Ihrem gewohnten Brei oder Müsli kaffeelöffelweise und in Abständen von einigen Tagen peu à peu vermehrt frisches, aufgeschlossenes Getreide – anfangs am besten Hafer – hinzufügen, bis sich Ihr Gericht innerhalb von 3 bis 4 Wochen in die Vitalstoffbombe Vital-Müsli verwandelt hat. Dabei muß selbstverständlich

Die Schleim- und Quellstoffe, die das frische Getreide im Magen-Darm-Bereich entwickelt, neutralisieren überschüssige Magensäure und wirken regulierend und beruhigend bei gestörter Verdauungssafttätigkeit des Dünndarms.

auf fabrikzucker- und feinmehlhaltige Produkte verzichtet werden. Eine mit etwas Sahne verquirlte reife Banane macht den Brei sahnig-süß. Lassen Sie während der ersten 4 Wochen auch Honig und Trockenobst beiseite und stillen Sie Ihr Verlangen nach Süßem mit frischen Früchten.

◆ Hat Getreide schädliche Auswirkungen?

Auf den letzten Seiten haben Sie nur Positives über unser Grundnahrungsmittel Getreide erfahren. Es kann doch wohl einfach nicht sein, daß dieses Lebensmittel, das von der Natur so reich mit Vitalstoffen ausgestattet wurde wie kaum ein anderes, uns auch Schaden zufügen kann, nicht wahr?

Beharrlich bleiben Gerüchte im Umlauf über die angeblich negativen Auswirkungen des Getreides.

Säurebildung

Lassen Sie sich nicht beirren, wenn Ihnen zugetragen wird, Getreide sei säurebildend. Getreide ist zwar schwach säurebildend, doch kann die Säure vom Organismus aufgrund der im Getreide enthaltenen Vitalstoffe ohne Probleme neutralisiert werden. Anders verhält es sich mit den stark säurebildenden Fleisch-, Fabrikzucker- und Feinmehlprodukten. Diesen Nahrungsmitteln fehlen die basischen Mineralsalze, die zum Binden der Säure notwendig sind, daher kann die Säureüberflutung nur neutralisiert werden, wenn der Körper aus seinen Depots alkalische Mineralien zur Verfügung stellt.

Allergene Wirkung

Getreidegegner argumentieren, Getreide habe deshalb allergene Wirkung, da es erst seit einigen tausend Jahren auf der Erde wächst und der Mensch sich deshalb noch nicht adaptieren konnte. Daß das nicht stimmen kann, geht aus der Tatsache hervor, daß sich das Getreide, eine Gattung der Gräser, parallel zum Menschen entwickelt hat. Die Urmenschen sammelten alles Eßbare, das auf Büschen, Bäumen und auf der Erde wuchs: Nüsse, Beeren, Früchte, Wurzeln, Kräuter, Samen – und natürlich Grassamen. Alle diese Lebensmittel haben sich im Laufe der Evolution weiterentwickelt und sind vom Menschen gezüchtet und veredelt worden.

Die Überempfindlichkeit gegen viele Naturstoffe hat sich erst im Zuge des ansteigenden Verzehrs von Industriekost entwickelt sowie durch die ständig zunehmende Umweltbelastung.

Phytinsäure

Getreide enthält die Phytochemikalie Phytinsäure, einen "hausgemachten" Abwehrstoff gegen Schädlinge. Diesem Stoff werden nun eine ganze Reihe negativer Wirkungen zugesprochen: Er soll die Kalziumaufnahme blockieren, er soll die Eiweißverdauung hemmen und Ähnliches mehr. Phytochemikalien haben jedoch für den Organismus des Menschen ungeahnte, positive Auswirkungen. Gerade bei der verteufelten Phytinsäure wird von Ernährungswissenschaftlern an der Bundesforschungsanstalt für Ernährungsphysiologie, Karlsruhe, eine krebshemmende Wirkung vermutet. Phytinsäure ist außer in den gebräuchlichen Getreidesorten, die zum Backen verwendet werden, auch in Buchweizen und Hirse zu finden sowie in Hülsenfrüchten und Ölsaaten.

Verpilzung und Verkeimung

Mit Pilzen und Keimen in unserer Wohnung sind wir ständig konfrontiert; sie gehören zum Leben. Es ist richtig, daß sich eventuell im Raum vorhandene Keime und Pilze auf eingeweichtem Getreideschrot oder auf Keimlingen niederlassen und sich während der Einweich- oder Keimzeit dort vermehren können.

Doch tun sie dies nicht auch auf anderen Lebensmitteln wie Brot oder Obst und Gemüse? Sie werden unbemerkt und ohne Schaden anzurichten mitgegessen. Es lohnt nicht, gerade bei vitalstoffgeladenen, frischen Getreidegerichten überängstlich zu reagieren. Auch auf unserer Zahnbürste, wenn sie tagsüber oder nachts

Es ist vor allem der Vitalstoffreichtum des unerhitzten Getreides, der ungestörte Stoffwechselfunktionen gewährleistet, welche das Immunsystem intakthalten. Ein gut funktionierendes Immunsystem befähigt den Organismus, Keime und Pilze entsprechend in ihre Schranken zu weisen.

unbenutzt und feucht herumsteht, vermehren sich Keime und Pilze. Sie gedeihen vor allem an der „Wurzel" der Borsten, wo sich winzige Partikel von Speiseresten ablagern.

Bei all' diesen aufgeführten negativen Eigenschaften, die dem Getreide zugeschrieben werden, ist es geradezu ein Wunder, daß es uns heute noch gibt, wo doch unseren Vorfahren seit alters her das Vollgetreide als Grundnahrungsmittel diente!

Vitalstoffquelle Fett

◆ Warum Angst vor Fett?

Der frustrierte Übergewichtige nimmt es besonders streng mit der Fetteinschränkung, bis nur noch geringste Mengen an versteckten Fetten zugeführt werden, die obendrein noch denaturiert sind, das heißt weitgehend frei von Vitalstoffen. Infolgedessen wird der Organismus nicht mehr ausreichend mit den Vitaminen A, D, E und K, deren Träger die naturbelassenen Fette sind, sowie mit solchen Vitalstoffen, die in den Trägerfetten selbst enthalten sind – den mehrfach ungesättigten Fettsäuren – versorgt. Da Übergewichtige in der Regel Liebhaber von Feinmehl- und Fabrikzuckerprodukten sind, leiden sie obendrein noch unter Mangel an weiteren biologischen Wirkstoffen, die ihrem Organismus durch den Verzehr dieser raffinierten Kohlenhydrate entzogen werden, wie zum Abbau dieser Produkte erforderliche alkalische Mineralsalze und B-Vitamine. Bei intaktem Stoffwechsel wird Fett zu den Endprodukten Kohlensäure und Wasser abgebaut. Die Stoffwechselentgleisung der Molligen ist allein dem Mangel an Vitalstoffen in der Nahrung zuzuschreiben, wodurch der Körper nicht mehr in der Lage ist, raffinierte Kohlenhydrate vollständig abzubauen – sie setzen sich als Fettpölsterchen auf Hüfte, Bauch und Taille an!

Wer abspecken will, meidet zumeist Fett in der Nahrung wie die Pest. Doch die Fettpölsterchen stört das wenig. Sie bleiben bestehen – hartnäckig, unerschütterlich und völlig unbeeindruckt.

◆ Fett ist nicht gleich Fett

Für unsere Gesundheit ist entscheidend, welche Fette wir essen, daher sollten Sie keinesfalls fabrikatorisch hergestellte Fette und Speiseöle verwenden. Unser Organismus ist zum gesunden Stoffwechsel auf Naturfette wie kaltgepreßte Öle, Butter und Sahne angewiesen. Die wichtigen Vitalstoffe Vitamin A, D, E und K können im Körper ihre Funktionen nur in Anwesenheit von Fett ausüben. Butter und Sahne sind besonders reich an den Vitaminen A und D, während pflanzliche Öle wie Sonnenblumen-, Distel- und Weizenkeimöl ausnehmend viel Vitamin E enthalten.

Die chemische Struktur der Fette besteht aus drei Molekülen Fettsäure, die an ein Molekül Glyzerin (Alkohol) gebunden sind, daher lautet ihre chemische Bezeichnung Triglyzeride (tri = drei). Fettsäuren setzen sich aus langen Kohlenstoff-Wasserstoff-Verbindungen zusammen, wobei der Gehalt an gesättigten, ungesättigten und mehrfach ungesättigten Fettsäuren von einem Fett zum anderen variiert.

Bei **gesättigten Fettsäuren** geht jedes Kohlenstoffatom eine Verbindung mit einem Wasserstoffatom ein.

Bei **ungesättigten Fettsäuren**, den sogenannten einfach ungesättigten Fettsäuren, sind zwei Kohlenstoffatome überzählig und müssen deshalb unbe-

Mancher Dicke beschwert sich: „Ich esse so wenig, und vor allem überhaupt kein Fett. Trotzdem werde ich dicker und dicker!" Es mag paradox klingen, aber ein adipöser Mensch ist unterernährt! Fett macht nicht fett!

Tab. 5: *Höchster Prozentanteil an mehrfach ungesättigten Fettsäuren in pflanzlichen Fetten*

Distelöl	75,0	Mandel	54,0
Walnußöl	70,8	Walnuß	48,0
Sonnenbl.öl	63,0	Sonnenblumenkerne	43,0
Sojaöl	60,0	Leinsamen, ungeschält	26,0
Maiskeimöl	56,0	Haselnuß	23,0
Sesamöl	43,2	Paranuß	18,0
Palmöl	9,0	Pistazienkerne	10,0
Olivenöl	8,0		

Fisch zwischen 1,0 (Heilbutt) und 5,3 (Lachs)

Fleisch zwischen 0 (Gans) und 6,6 (Speck)

(GU Nährwerttabelle)

dingt mit den Wasserstoffatomen Doppelbindungen eingehen.

Bei **mehrfach ungesättigten Fettsäuren** sind die Kohlenstoffatome weitaus in der Überzahl, weshalb mit den vorhandenen Wasserstoffatomen mehrfache Doppelbindungen entstehen.

Unser Organismus ist in der Lage, die gesättigten und einfach ungesättigten Fettsäuren selbst zu synthetisieren, mehrfach ungesättigte Fettsäuren müssen jedoch durch die Nahrung zugeführt werden. Butter liefert beispielsweise 76 verschiedene Fettsäuren: 58-65 Prozent gesättigte Fettsäuren, 29-37 Prozent einfach ungesättigte Fettsäuren, 2,9 - 4,6 Prozent zweifach ungesättigte Fettsäuren und 0,9- über 2 Prozent hochungesättigte Fettsäuren, sogenannte Polyensäuren.

Olivenöl enthält zwar weniger mehrfach ungesättigte Fettsäuren als andere Pflanzenöle, weist aber dafür einen anderen Vorzug auf: Wissenschaftler führen die deutlich geringere Krebsrate in südlichen Ländern unter anderem auf den hohen Konsum von Olivenöl zurück. Wech-

seln Sie daher mit den Ölen ab oder mischen Sie sie auch immer wieder.

◆ Linolsäure – Schlankmacher aus dem Fett

Fettsäuren erfüllen in unserem Körper lebenswichtige Aufgaben. Sie sind unter anderem unentbehrliche Helfer beim Aufbau der Zellmembranen und beim Einschleusen von Nährstoffen in das Zellinnere. Für Übergewichtige spielt unter den Fettsäuren vor allem die Linolsäure eine entscheidende Rolle. Sie macht sich durch zwei bedeutende Funktionen als Schlankmacher verdient: zum einen beschleunigt sie als Komponente der Zellmembranen die Signalübermittlung spezieller Neurotransmitter (Botenstoffe), welche die Order zur Fettfreisetzung weitergeben und zum andern arbeitet sie wesentlich beim Wiederaufbau der Zellen der Darmschleimhaut mit. Die Regenerierung der Darmschleimhaut ist daher von ausschlaggebender Bedeutung für die Gewichtsreduktion. Die besprochene Vitalnahrung, die auch reichlich Linolsäure enthält, versetzt den Körper in die Lage, die Darmschleimhaut bis zu ihrer ursprünglichen Konsistenz wieder aufzubauen. Nur eine funktionstüchtige Darmschleimhaut und -wand vermag während der Verdauung den biologischen Wirkstoffen in ausreichender Menge den Weg in die Lymphe freizugeben und zugleich dem überschüssigen Nahrungsfett die Passage

Die permanente Fehlernährung der Adipösen führt im Laufe der Zeit zur Degenerierung und Austrocknung der Darmschleimhaut sowie zur Verringerung ihrer Dichte und somit zu nachlassender Funktionstüchtigkeit.

zu verwehren. Kaltgepreßte Pflanzenöle können Sie daher getrost als Schlankmacher ansehen. Tierische Fette enthalten weitaus weniger Linolsäure, aber durch Verzehr entsprechender Portionen an fettem Fleisch wäre das Manko theoretisch auszugleichen. Liebhaber fetter Braten sollten dies jedoch nicht als Freibrief für übermäßigen Fettverzehr auffassen. Daß ein Vitalstoff für sich allein wenig ausrichten kann, dürften korpulente Menschen, die eine Vorliebe für fette Schweinshaxe und geräucherten Speck haben, nach dem Lesen dieser Zeilen erkannt haben.

> **Jeder Vitalstoff, so auch die Linolsäure, kann seine heilende Wirkung nur dann entfalten, wenn ihm durch die Nahrung auch die übrigen Vitalstoffe zur Verfügung gestellt werden.**

Linolsäure ist besonders reichlich enthalten in Distel-, Sonnenblumen- und Weizenkeimöl sowie in selbstgezogenen Weizenkeimen.

◆ Carnitin – Ein Vitalstoff, der die Fettverbrennung steuert

Der Vitalstoff Carnitin ist ein Transportenzym, das für die Verbrennung, fachmännisch ausgedrückt für die Oxidation der Fettsäuren verantwortlich ist. Er kann im menschlichen wie im tierischen Organismus synthetisiert werden, wie schon sein Wortstamm carn aus dem lateinischen carno, carnis = Fleisch vermuten läßt. Es ist jedoch nicht nötig, daß wir Fleisch essen, um mit Carnitin ausreichend versorgt zu sein, denn unser Körper ist in der Lage, aus vegetabiler Nahrung diesen biologischen Wirkstoff herzustellen. Carnitin ist der „Chef" bei der sogenannten Beta-Oxidation, bei der Verbrennung von Fettsäuren. Während spezielle Enzyme für die Freisetzung von Fett aus den Fettzellen sorgen (siehe Kapitel „Träge Fettzellen", Seite 46), und wieder andere für den Transport im Blut zu den Körperzellen und in das Innere der Zellen verantwortlich sind, kommt dem Carnitin die Aufgabe zu, die Fettsäuren in die Mitochondrien zu schaffen. Diese Oxidation der Fettmoleküle ist von ausschlaggebender Bedeutung für die Vernichtung von Hüft- und Bauchspeck.

Der Carnitingehalt im Organismus sinkt ab und der Fettabbau wird deutlich beeinträchtigt, wenn dem Körper nicht ausreichend jene Vitalstoffe zur Verfügung gestellt werden, die zum Aufbau des Carnitins notwendig sind. Es handelt sich dabei um die Aminosäuren Lysin und Methionin, die wir mit Gemüse- und Getreidegerichten aufnehmen.

> **Die Mitochondrien sind die Energiezentren unserer Zellen, auf deren Membranen die Carnitinproteine sitzen und die den Energiekammern durch das Einschleusen von Fettmolekülen ordentlich „einheizen".**

◆ Cholin regelt den Fetttransport

Cholin kann in der Leber durch Methylierung synthetisiert werden. Wir nehmen es jedoch auch mit der Nahrung auf, aus der im Darm durch spezielle Enzyme das Cholin herausgelöst und über die Blutbahn zur Leber transportiert wird. Cholin hat bedeutende Aufgaben beim Fetttransport zu erfüllen. Dieser wichtige, biologische Wirkstoff ist ein Element des Lecithins und der Phosphatide und sorgt als Komponente des Phosphatidylcholins, eines Bestandteils der Umhüllung, welche Triglyzeride (Fette) gefangen hält, für den geregelten Fetttransport im Blut. Ohne den Vitalstoff Cholin käme es zur Ansammlung von beträchtlichen Mengen an Triglyzeriden in der Leber, was eine alsbaldige Leberverfettung nach sich ziehen würde. Daher wird Cholin auch als Leberschutzstoff bezeichnet.

Auch unser Nervengewebe ist auf Cholin angewiesen. Cholin stellt einen wichtigen Faktor für die Funktion der Erregungsleitung dar, von der unsere Konzentration und die Gedächtnisleistung abhängen.

Diesem wichtigen Vitalstoff kommt außerdem besondere Bedeutung als Partner des Carnitins zu. Seine Aufgabe besteht darin, das Carnitin aus seinen Speicherdepots freizusetzen und zu seinem Wirkungsort, den Zellen zu transportieren, wo es für das Einschleusen von Fettsäuren in die Mitochondrien verantwortlich ist.

Cholin ist besonders reichlich enthalten in Bohnen, Knoblauch, Rote Bete, Schwarzwurzeln, Sellerie, Holunder, Löwenzahnblättern und Mandeln.

◆ Retinol – Da schmelzen die Fettdepots!

Vitamin A, das Retinol, ist für die Gewichtsreduktion das wichtigste fettlösliche Vitamin; das bedeutet, daß zu seiner Verwertung im Organismus die Anwesenheit von Fett unerläßlich ist. Retinol ist in tierischem Gewebe in freier Form enthalten, doch die Versorgung mit diesem Vitalstoff ist auch über Pflanzenkost gewährleistet, die seine Vorstufen, die Provitamine A, in ausreichender Menge enthält. Die Provitamine werden in der Darmwand in Vitamin A umgewandelt, ein Vorgang, der ebenfalls von gebührender Fettversorgung abhängt.

Der Vitalstoff kurbelt die Aktivitäten des Spurenelements Jod an. Das Jod hilft unter Mitwirkung des Eiweißbausteins Tyrosin der Schilddrüse, die spezieller Schilddrüsenhormone Trijodthyronin und Tyroxin zu erzeugen. Die beiden Hormone haben lipolytische (fettabbauende) Aufgaben im Körper und stürzen sich daher mit Freuden auf die überladenen Fettzellen. Trijodthyronin und Tyroxin sind aus zwei Dritteln Jod und einem Drittel Tyrosin gebildet, das der Körper bei ausreichender Zufuhr von Phenylalanin, einer essentiellen Aminosäure, selbst herstellen kann. Phenylalanin kommt in großen Mengen in Gemüse und Getreide vor, wird jedoch wie alle Eiweißbausteine durch Kochen denaturiert.

Retinol wirkt in unserem Körper als Startersubstanz für eine Kettenreaktion, die uns unserem Wunschgewicht immer näher bringt.

Wenn wir schlank werden wollen, ist es daher unerläßlich, dem Körper durch vitalstoffreiche Nahrung alle jene biologischen Wirkstoffe anzubieten, mit denen er in der Lage ist, Retinol herzustellen sowie aus Phenylalanin die Hormone Trijodthyronin und Tyroxin zu produzieren. Alle die oben genannten Prozesse können im Organismus nur bei Anwesenheit des fettlöslichen

Alle Begriffe, die den Wortstamm thyro enthalten, deuten auf ihren engen Zusammenhang mit der Schilddrüse hin, deren medizinische Bezeichnung Thyroidea lautet.

Vitalstoffs Retinol ablaufen. Kommt Ihnen nun langsam eine leise Ahnung, daß Sie vielleicht durch Ihre Fetteinschränkung einen Teufelskreis ausgelöst haben, der Ihren Körper bisher daran hinderte abzuspecken?

Provitamin A ist reichlich enthalten: in grünen Gemüsen wie Löwenzahnblättern, Brokkoli, Feldsalat, Mangold, Grünkohl und Spinat sowie in Batate, Karotten, Aprikosen, Nüssen, Hülsenfrüchten, selbstproduzierten Getreidekeimen, kaltgepreßtem Öl, Butter und Sahne.

◆ Die Fettzellen der Fetten

Um es vorauszuschicken: Fettzellen hat jeder, selbst der dünnste Mensch. Die Adipozyten, wie ihr wissenschaftlicher Name lautet, sind unsere Energiespeicher und Energielieferanten, auf die wir im „Ernstfall" zurückgreifen können. Die Menge der Fettzellen variiert zwischen 20 Milliarden bei einem schlanken und 150 Milliarden und mehr bei einem dicken Menschen.

Aus dem Begriff Präadipozyten ist uns der Wortstamm adipo = Fett bereits durch das Wort Adipositas = Fettsucht bekannt. Zyten bedeutet Zellen und prä bedeutet vor.

Sie haben ein Gewicht von 0,3 bis 0,9 Mikrogramm, das sie jedoch ohne weiteres noch vergrößern können bis zu einem Maximalgewicht von 1,2 Mikrogramm, wenn sie lange genug durch Verzehr von raffinierten Kohlenhydraten (zuckerhaltigen Speisen und Feinmehlprodukten) gemästet werden. Reicht ihre Kapazität nicht mehr aus, werden aus Präadipozyten, die sich im Normalfall ein Leben lang unauffällig verhalten, neue Fettzellen gebildet. Präadipozyten sind also eine Vorstufe von Fettzellen, die darauf warten, bei Bedarf gefüllt zu werden. Sie sind dafür „verantwortlich", wenn dicke Menschen ihrer Waage zürnen. Haben sie erst einmal angefangen, sich zu mästen, so werden sie im wahrsten Sinne des Wortes fettsüchtig und können mehr als das 200fache ihres ursprünglichen Gewichts erreichen.

Die Anzahl unserer Fettzellen kann erblich bedingt sein oder „angefuttert". Nicht für alles dürfen wir unsere Vorfahren verantwortlich machen! Für unser Gewicht ist jedoch nicht so bedeutsam, mit wie vielen Fettzellen unser Körper ausgestattet ist, sondern wie sehr wir sie durch Fehlernährung anfüllen.

◆ Träge Fettzellen – wenig Energie

Die Fettzellen sind nicht nur dazu da, ihre Reserven in Hungerzeiten abzugeben, sondern sie dienen uns auch zur Bereitstellung von Energie, die im Bedarfsfall sofort abrufbar ist. Die einwandfreie Funktionstüchtigkeit der Fettzelle ist gewährleistet, solange die Ernährung mit naturbelassenen Lebensmitteln erfolgt. Ihre Leistungskraft läßt jedoch kontinuierlich nach, sobald sie überwiegend mittels raffinierter Kohlenhydrate gemästet und überfüllt wird.

Besonders viel Energie wird zum Beispiel gefordert, wenn wir die Treppe hinuntereilen, um vom Briefträger einen langersehnten Brief entgegenzunehmen oder wenn wir bei einem plötzlichen Regenguß zu einem schützenden Unterstand hasten.

Eine gemästete, überladene Fettzelle wird träge; sie kann das zur Energiegewinnung angeforderte Fett nicht mehr schnell genug in das Blut leiten oder sie ist eventuell auch gar nicht mehr dazu fähig. Über die uns bereits bekannte Kommandozentrale in unserem Gehirn, dem Hypothalamus, wird in Situationen spontanen Energiebedarfs die Ausschüttung von bestimmten Neurotransmittern veranlaßt, zum Beispiel den Streßhormonen: Noradrenalin aus dem Nervengewebe, Cortisol aus der Nebennierenrinde oder Adrenalin aus dem Nebennierenmark, je nachdem, ob der Streß als freudig oder als ärgerlich bewertet wird. Diese Botenstoffe leiten den Befehl „Fettabgabe zur Energiegewinnung!" an die Fettzellen weiter, indem sie an den Rezeptoren, den Empfangsstellen auf ihren Zellmembranen, andocken. Ob die Fettzellen allerdings gehorchen, hängt ganz allein von bestimmten Enzymen ab, die sozusagen Torhüterfunktion ausüben und in feinsten Kapillaren, hauchdünnen Blutgefäßen, vor den Fettzellen sitzen. Die Malatenzyme und die Pyruvatkinasen, wie diese Enzyme heißen, gewähren den Triglyzeriden bereitwillig und fortwährend Einlaß. Sie können jedoch nach einer Mahlzeit, die vorwiegend aus raffinierten Kohlenhydraten besteht, über Stunden hinweg die „Ausgangstore" eisern verschlossen halten und die Fettmoleküle daran hindern, ihrer Pflicht nachzukommen. Das tun diese Enzyme natürlich nicht grundlos.

Essen wir beispielsweise eine Tafel Schokolade, die bekanntlich aus lauter toten Nahrungsmitteln zusammengesetzt ist, nämlich aus Kakaopulver, Magermilch- und Vollmilchpulver, gehärteten Pflanzenfetten sowie Fabrikzucker, werden den Torhütern durch bestimmte Botenstoffe umgehend Signale geschickt, die besagen „Fett horten!" Also wird die Energielieferung verweigert oder zumindest stark gedrosselt. Da die Fettfreisetzung noch einige Stunden nach dem Genuß einer Tafel Schokolade blockiert ist, kann diese süße Sünde mir nichts dir nichts satte 1000 Gramm Körperfett erzeugen.

Beim Essen natürlicher Lebensmittel dagegen stimulieren die in der Frischkost enthaltenen ätherischen Öle über die Mundschleimhaut das vegetative Nervensystem, das Signal auszulösen „Alles in Ordnung, Fett freigeben zur Energiegewinnung!"

So stehen körpereigene Botenstoffe mit im Organismus synthetisierten Vitalstoffen und solchen, die zugeführt werden, in ständiger Korrelation und gewährleisten bei vernünftiger Ernährung ein effizientes Funktionieren in unserem „Netzwerk Organismus".

Bereits im Mund wird über die Mundschleimhaut schon beim ersten Bissen über komplexe Kontroll- und Regelsysteme festgestellt, ob die Nahrung aus natürlichen Stoffen oder aus denaturierten Fabriknahrungsmitteln besteht.

◆ Butterneurose und Cholesterinphobie

Menschen, denen von Ärzten geraten wurde, wegen ihrer Hypercholesterinämie statt Butter Margarine zu essen, lasen zu ihrer Verwunderung in der Wochenendausgabe der Süddeutschen Zeitung vom 7./8. März 1987: „Die Margarineindustrie muß sich heute nachsagen lassen, sie habe weite Teile der etablierten Ernährungswissenschaft schlicht gekauft."

Prof. Gotthard Schettler, der bekannte Heidelberger Internist, bestätigte die Verschaukelung der Konsumenten: „Was hier unter dem Siegel der Wissenschaft veröffentlicht und verteilt wird, ist grotesk. Solange Verkaufsorganisationen bestimmen, was wissenschaftlich relevant ist, braucht man sich über die Verunsicherung von Ärzten und Patienten sowie der gesamten Öffentlichkeit nicht zu wundern." Vor der Erfindung der Margarine machte sich niemand darüber Gedanken, ob der Verzehr von Butter z.B. Gefäßerkrankungen oder gar einen Herzinfarkt verursachen könne. Diese Sorge war auch völlig unnötig. Die Menschen lebten von Lebensmitteln, die die Bauern auf den Wochenmärkten verkauften, oder die in den kleinen „Tante Emma Läden" angeboten wurden: Naturprodukte wie Obst, Gemüse, Vollkornbrot, Milch sowie Käse ab und an, und wer es sich leisten konnte, kaufte beim Metzger für den Sonntag ein Stück Braten. Diese vollwertige Ernährung bewahrte die Menschen vor Stoffwechselstörungen, welche in Wirklichkeit für die Entstehung der Arteriosklerose und ihre Folgeerscheinungen wie Bluthochdruck, Erkrankungen der Herzkranzgefäße und Herzinfarkt verantwortlich sind. Solche Leiden blieben den Reichen vorbehalten, die sich „verfeinerte" Nahrungsmittel wie

Ancel Keys, der „Vater" der Fett-Arteriosklerose-Herzinfarkt-Theorie, revidierte im Jahre 1970 seine These: „Es wurden keine signifikanten Zusammenhänge zwischen der Ernährung und dem Cholesterinblutwert einerseits und dem Auftreten von koronaren Herzerkrankungen andererseits gefunden."

Zucker- und Konditorwaren und Fleisch in Hülle und Fülle leisten konnten.

Obwohl der Butterkonsum in den vergangenen Jahrzehnten drastisch zurückgeschraubt wurde, war der nicht weniger drastische Anstieg der Erkrankungen der Herzkranzgefäße und des Herzinfarkts nicht aufzuhalten. In Deutschland hat inzwischen die Zahl der Herz- und Kreislauftoten pro Jahr die 50-Prozent-Marke aller Sterbefälle, das entspricht etwa 450.000, bereits erreicht.

Vor der Erfindung der Margarine im Jahre 1869 existierte noch kein Cholesterinproblem.

Das Naturfett Butter, das seit alters her den Fettbedarf der Menschen deckte und somit seinen gesundheitsfördernden Wert belegen konnte, wird wohl allein uns keinen Schaden zufügen.

Vitalstoffquellen Wasser und frische Luft

➥ Frisches Quellwasser, das edelste Getränk

Sie werden durch den hohen Frischkostanteil in der Vitalnahrung wenig Durst verspüren, denn Gemüse, Obst und Salate, enthalten viel Flüssigkeit. Dennoch sollte reichlich getrunken werden, um die bei der Gewichtsreduktion gelösten Abbau- und Stoffwechselzwischenprodukte auszuschwemmen. Bei Kaffee und Tee handelt es sich um Genußmittel und bei Milch und Säften um Nahrungs- bzw. Teilnahrungsmittel. Mit den Tees sollte man abwechseln, da sie unterschiedliche Wirkstoffe enthalten.

Frisches Quellwasser wäre natürlich das edelste Getränk in unserer Ernährung. Wer schon einmal in den Bergen nach einer langen Wanderung aus einer sprudelnden Quelle getrunken hat, weiß, daß kein anderes Getränk größeren Genuß bereiten kann. Da uns reines Quellwasser leider nicht ständig zur Verfügung steht, müssen wir auf gute Mineralwässer zurückgreifen. Unser aufbereitetes Leitungswasser ist in Deutschland durchweg strengen Qualitätskontrollen unterworfen, und entspricht daher in der Regel der gesundheitlichen Anforderungen.

Versuchen Sie, von Kaffee und Tee oder von Milch und Säften vermehrt auf echte Getränke wie Wasser, Mineralwasser und ungesüßte Kräuter- und Früchtetees überzugehen.

➡ Können wir noch wählen, welche Luft wir atmen wollen?

Die uns umgebende Luft hat im Durchschnitt einen Gehalt von 20 Prozent Sauerstoff, 80 Prozent Stickstoff und 0,03 Prozent Kohlensäure sowie einen kleinen Anteil diverser anderer Gase. Die atmosphärische Zirkulation sorgt bis in etwa 100.000 Meter Höhe als natürlicher „Ventilator" kontinuierlich für eine gleichmäßige Durchmischung der Luft: Warm- und Kaltluftschichten der Erde sind ständig in Bewegung. Dieser Luftkreislauf trägt auch dazu bei, daß sich alle Schadstoffe, welche die Industrieländer produzieren und in die Luft abgeben, überall auf der Erde verteilen und in mehr oder weniger hoher Konzentration in der Luft ständig vorhanden sind.

Schöpfen Sie so oft wie möglich Luft, die so gut wie möglich ist

Wir können also aufgrund der fortschreitenden Luftverschmutzung auf unserer ganzen Erde keine völlig reine Luft mehr atmen. Deshalb sollten wir uns so oft wie möglich in einer Luft aufhalten, die so gut wie möglich ist. Nicht jeder hat das Glück, in einem Häuschen im Grünen, fernab abgaseproduzierender Regionen zu leben. Doch wir können unsere Freizeit in freier Natur verbringen, dort, wo wir von Wiesen und Bäumen umgeben sind, statt uns in verräucherten Kneipen aufzuhalten. Die Parkanlagen tragen zu Recht die Bezeichnung „grüne Lungen der Großstadt", denn Pflanzen haben die Fähigkeit, Kohlendioxid über komplexe Abläufe in ihrem Kreislauf, Photosynthese genannt, in Sauerstoff umzuwandeln und ihre Umgebung damit anzureichern. Diese Fähigkeit der Pflanzen zur Sauerstoffproduktion läßt sich in unseren Wohnräumen, und oft auch an unserem Arbeitsplatz nutzen. Pflanzen verschönern nicht nur unser Umfeld, sie tragen zugleich maßgebend zur Verbesserung unserer Atemluft bei.

Bewegung unterstützt die Gewichtsabnahme und weckt die Lebensgeister

Jeder, der glaubt, er könne seine überflüssigen Pfunde durch kräftige, sportliche Betätigung loswerden, wird feststellen müssen, daß dies ein aussichtsloses Unterfangen ist. Selbst wenn er sich noch so sehr abplagt, um die Fettpölsterchen zum Verschwinden zu bringen, werden sie sich wieder bilden, sobald längere Ruhepausen, etwa ein ausgiebiger Urlaub oder eine längere Krankheit eintreten.

Sport kann auch nicht vor der Bildung minderwertigen Gewebes durch minderwertige Nahrung schützen, welche zu Degenerations- und Ablagerungserkrankungen des Bewegungsapparates und der Gefäße führen kann. Jedoch ausreichend Bewegung, möglichst im Freien, kombiniert mit der regenerierenden Vitalnahrung, vermag verlorengeglaubte Lebensgeister wieder zu erwecken.

Mit intensivem Sport ist lediglich das sichtbare Symptom – die Körperfülle – zu beseitigen, während die Ursache, die durch Mangelernährung erworbene Stoffwechselstörung, weiter bestehen bleibt.

Sportliche Aktivitäten wie Laufen, Schwimmen, Gehen und sportliche Ballspiele haben sich als ideale und sinnvolle Strategien zur Unterstützung der Gewichtsabnahme und zum Erreichen eines vernünftig durchtrainierten Körpers erwiesen.

Walking – die sanfte, aber effektive Sportart

Vor kurzem wurde eine sanfte, aber sehr effektive Sportart aus Amerika „importiert", das sogenannte Walking. In größeren Ortschaften gibt es bereits Vereine, die den Sport in der Gruppe anbieten. Unter Walking versteht man schnelles, sportliches Gehen, aber nur so schnell, daß man sich dabei auch noch mühelos unterhalten kann. Walking trainiert alle Muskelgruppen optimal, die Arm- und Beinmuskeln ebenso wie die Bauch- und Rückenmuskulatur. Mit dieser Sportart werden Übergewichtige nicht überfordert – und sie kann in jedem Alter ausgeübt werden (Herzkranke fragen bitte ihren Arzt).

Um festzustellen, mit welcher Pulsfrequenz Sie sicher und gesundheitswirksam trainieren, legen Sie während der ersten 10 Male Walking zwei- bis dreimal einen kurzen Stop ein, um Ihren Puls zu messen. Sportmediziner raten, folgende Richtlinien einzuhalten: Ziehen Sie Ihre Lebensjahre von 220 Pulsschlägen ab. Etwa drei Viertel dieser Zahl ergeben Ihren optimalen „Walking-Puls" pro Minute. Ein Beispiel: Alter 40 Jahre, Maximalfrequenz 220 – 40 = 180, Optimalfrequenz also 135 Schläge pro Minute.

Beginnen Sie Ihr Training mit wenigen Minuten pro Tag in verhaltenem Tempo, um dann jede Woche ein wenig zu steigern, bis Sie Ihr Tagespensum von etwa 30 Minuten erreicht haben.

Dreimal in der Woche ein 30-Minuten-Training wird sowohl Ihre Gewichtsreduktion entscheidend unterstützen, als auch Ihrem Kreislauf und Ihren Lebensgeistern wunderbar auf die Sprünge helfen.

Teil 3
Adipositas entsteht durch Mangel an Vitalstoffen

◆ Mangel an Vitalstoffen – mangelhafter Stoffwechsel

Alle chemischen Umwandlungsprozesse, die sich vom ursprünglichen Ausgangsprodukt – Nahrung und Sauerstoff – bis zum Endprodukt im Organismus – z. B. Stützgewebe und Organe – abwickeln sowie der Vorgang des Zerfalls und Ersatzes von Körpersubstanzen, werden unter der Bezeichnung „Stoffwechsel" zusammengefaßt.

Die komplexen Prozesse der Nahrungsumsetzung wickeln sich nicht nur innerhalb des Magen-Darm-Kanals ab, sondern in jeder einzelnen Zelle unserer Organe und unseres Gewebes. Hierbei wird Energie freigesetzt, die uns zur Aufrechterhaltung unserer Körperwärme dient, zur Durchführung aller Körperfunktionen und zur Muskeltätigkeit. Die einzelnen Systeme der Zellverbände: das Binde-, Epithel-, Muskel-, Knorpel- und Knochengewebe sowie das Blut, werden fortwährenden Ab- und Aufbauprozessen unterzogen. Durch minderwertige Kost, der es nicht nur an Vitalstoffen fehlt, sondern die dem Organismus die zum Abbau notwerdigen Vitalstoffe sogar entzieht, kann nur ein ebenso minderwertiges Endprodukt, ein von ernährungsbedingten Krankheiten gezeichneter Körper geschaffen werden.

Beste Qualität der Nahrung erzeugt beste Qualität der Zellverbände; wir haben es selbst in der Hand, unseren Körper durch vollwertige Ernährung optimal und wertvoll aufzubauen und zu erhalten.

◆ Adipositas ist eine „Erbkrankheit"

Mangelnahrung führt zu Störungen im Gesamtstoffwechsel – die gestörte Stoffwechsellage bewirkt Fehlsteuerungen im Organismus – ernährungsbedingte Zivilisationskrankheiten sind die Folge.

Nach Meinung der Naturheilkunde ist die familienspezifische Veranlagung beispielsweise zu Herz- und Gefäßerkrankungen, Rückenproblemen, Schwäche der Atmungsorgane, Magen-Darm-Leiden, Diabetes oder Adipositas, durch die „Sünden der Vorfahren gegen die Natur" vererbt. Der Organismus kann sich an jede durchlaufene Krankheit „erinnern". Doch Sie brauchen sich nicht zu sorgen; auch wenn Sie die Disposition zur Adipositas geerbt haben, so bedeutet es keineswegs, daß Sie zwangsläufig Ihr Leben lang darunter leiden müssen. Durch Meiden denaturierter Fabriknahrungsmittel und Verzehr vitalstoffreicher Nahrung kann Adipositas geheilt werden.

In vielen Familien hat sich die Disposition zu einer der u. g. ernährungsbedingten Zivilisationskrankheiten, die ursprünglich durch Mangelnahrung verursacht wurden, bereits in den Genen manifestiert.

◆ Vitalstoffarme Nahrungsmittel

Die im Folgenden aufgelisteten Nahrungsmittel sind durch gravierenden Vitalstoffmangel gekennzeichnet, der für die gestörte Stoffwechsellage und die daraus resultierende stetige Gewichtszunahme der Adipösen verantwortlich ist.

■ **Alle raffinierten Kohlenhydrate**

Fabrikzuckerarten (siehe Zucker-ABC, S. 54), fabrikzuckerhaltige Produkte und Auszugsmehle sowie Produkte daraus: weiße Nudeln, Weißbrot, Graubrot, Brötchen, Konditorwaren, Pudding und geschälter Reis.

■ **Durch chemische Verfahren hergestellte Fette**

gewöhnliche Speiseöle, Margarine, Salatdressings und gehärtete Fette.

■ **Konservierte Nahrungsmittel**

Lebensmittel, die in Dosen und Gläser eingekocht wurden, sind vitalstoffarm; das Eiweiß ist denaturiert.

■ **Obst- und Gemüsesäfte** egal, ob selbsthergestellt oder gekauft. Bei diesen Säften handelt es sich um Teilnahrungsmittel, die als Durstlöscher keineswegs geeignet sind.

■ **Tierische Produkte** durchlaufen generell Erhitzungsprozesse, bevor sie auf unserem Teller liegen, und enthalten demzufolge nur denaturiertes Eiweiß. Daher ist es sehr empfehlenswert, während der Gewichtsreduktion auf sie zu verzichten, oder den Verzehr zumindest stark einzuschränken, was auch für den Abbau der Eiweißspeicher von Vorteil ist (siehe dazu S. 24). Ein 3-4wöchiges „Eiweißfasten" (Verzicht auf Tierprodukte) baut schädliche Eiweißspeicher völlig ab. Außerdem

sollten wir mit Kaffee, Tee und Alkohol (nicht nur) während der Gewichtsreduktion nicht über die Stränge schlagen.

◆ Raffinierte Kohlenhydrate führen zu Saccharidose

Die raffinierten Kohlenhydrate sind hauptsächlich die Bösewichte, welche die Fettsucht verursachen, da sie aller Vitalstoffe beraubt sind, die dem Körper zum gesunden Stoffwechsel unentbehrlich sind.

Unter dem toten Nahrungsmittel Fabrikzucker ist jeglicher Zucker oder Sirup zu verstehen, der durch Fabrikationsprozesse gegangen ist und dadurch seiner begleitenden Vitalstoffe beraubt wurde. Süßen Sie Ihre Speisen lieber mit natürlichen Lebensmitteln, mit süßen Früchten oder mit etwas Honig.

Wenn Sie Ihr angestrebtes Ziel – einen schlanken, gesunden Körper – ernstlich verwirklichen und erhalten wollen, so tun Sie gut daran, denaturierte Produkte von Ihrem Speiseplan zu streichen.

Auszugsmehle werden aus dem Stärkekern des Getreidekorns gemahlen. Die Randschichten und der Keim des Korns, in denen lebensnotwendige Vitalstoffe – insbesondere kostbare B-Vitamine – lagern, werden beim Mahlvorgang entfernt. Entwertetes Mehl, sogenanntes Feinmehl oder Auszugsmehl, enthält daher nur noch geringe Mengen an Aneurin. So findet sich im Weizenauszugsmehl nur noch ein Achtel des kostbaren Vitamins gegenüber dem Vollkorn und in poliertem Reis nur noch ein Sechstel.

Roggenmehl ist auch als Graumehl bekannt und Weizen als Weißmehl. Was den Mangel an Vitalstoffen betrifft, so kann Weißbrot mit Graubrot ohne Mühe schritthalten.

Zucker – Störenfried und Lebensretter

Süßwaren sind unserer Gesundheit so abträglich wie die Drogen Alkohol und Nikotin. Fabrikzucker ist ebenso wie andere raffinierte Kohlenhydrate – Auszugsmehle und polierter Reis – für die Entgleisung der Stoffwechsellage verantwortlich.

Welche dieser beiden widersprüchlichen Aussagen ist nun zutreffend? Beide, wie sich gleich herausstellen wird. Als Störenfried verhält sich der isolierte Zucker, der Fabrikzucker. Als lebensnotwendiger Stoff erweist sich der Zucker, den der Körper aus den Kohlenhydraten eines ganzheitlichen Lebensmittels gewinnt, wozu die Mitwirkung der begleitenden Vitalstoffe dieses Lebensmittels unabdingbar ist.

Was der Störenfried alles bewirkt

Mit Fabrikzucker werden wir heute im täglichen Leben laufend konfrontiert. Die Regale in den Supermärkten sind überfüllt mit Süßigkeiten, Konditorwaren, Marmeladen, Plätzchen, Säften und anderen Drinks.

Fabrikzucker- und feinmehlhaltige Produkte führen im Organismus aufgrund ihrer säurebildenden Wirkungen zu **Verschiebungen im Säure-Basen-Haushalt.** Da ihnen die begleitenden Vitalstoffe natürlicher Lebensmittel fehlen, sind sie nicht in der Lage, die Säure zu binden. Zum Neutralisieren der Säure muß der Organismus basische Mineralien zur Verfügung stellen, vor allem Kalzium, Kalium, Natrium und Magnesium. So verhalten sich raffinierte Kohlenhydrate als **Mineralienräuber**, speziell als **Kalziumräuber.** Darüber hinaus werden dem Organismus zum Abbau von raffinierten Kohlenhydraten auch **Vitamine** entzogen, besonders Vitamin B_1, das Aneurin. Den höchsten Bedarf an B_1 haben das Gehirn und der Herzmuskel. Vitamin- und Mineralstoffverluste erzeugen **Resorptionsstörungen.** Diese bewirken wiederum Vitamin- und Mineralstoffmangel – ein Teufelskreis entsteht! Gewohnheitsmäßiger Verzehr raffinierter Kohlenhydrate bewirkt eine **Veränderung der Darmflora,** was die Besiedlung mit Krankheitserregern begünstigt. Insbesondere Pilze gedeihen besonders gut, wenn sie mit Zucker gefüttert werden. Durch die herabgesetzte **Sauerstoffverwertung der Zellen** leiden „süße" Menschen häufig unter Müdigkeit und Kopfschmerz. Zucker reizt die B-Zellen des Inselapparates der Bauchspeicheldrüse zur vermehrten Abgabe von Insulin in das Blut. Durch die hohe Resorptionsgeschwindigkeit der raffinierten Kohlenhydrate sinkt der Blutzuckerspiegel unter sein normales Niveau ab. Dies verursacht die bei Diabetikern gefürchtete **Unterzuckerung.**

„Wenn sich auch nur ein Teil dessen, was wir über die Auswirkungen von Zucker wissen, für irgendeinen anderen Nahrungsmittelzusatz stichhaltig nachweisen ließe, würde dieser Stoff mit Sicherheit verboten werden." Prof. Yudkin

Auch hier entsteht ein Teufelskreis, denn ein niedriger Glukosespiegel erhöht die **Infektionsgefahr**. Nur die normale Glukosekonzentration sorgt für optimale Sauerstoffverwertung in den Zellen, was diese befähigt, sich selbst erfolgreich vor dem Eindringen von Viren zu schützen. Ein weiteres Manko des gewohnheitsmäßigen Konsums raffinierter Kohlenhydrate stellt die Begünstigung der **Tumor- und Metastasenbildung** dar. Auf diese Tatsache wiesen Ernährungswissenschaftler wie Prof. Dr. med. Leupold schon vor Jahren hin.

Der lebensnotwendige Zucker

Ganz anders verhält es sich mit dem Kohlenhydrat Zucker, das in ganzheitlichen Lebensmitteln enthalten ist, wie zum Beispiel in Kartoffeln, Getreide, Nüssen und Früchten. Für den Organismus sind Kohlenhydrate lebensnotwendig, doch die physiologische Wirkung eines kohlenhydrathaltigen Lebensmittels kann keineswegs auf die gleiche Stufe gestellt werden mit den üblen Auswirkungen des Fabrikzuckers.

Der Schweizer Ernährungsforscher und Facharzt für Pädiatrie, Dr. Eugen Ziegler, der sich jahrzehntelang der Erforschung der physiologischen Auswirkungen des isolierten Zuckers gewidmet hat, schildert die intermediären Stoffwechselvorgänge:

„Es ist bekannt, daß alle Kohlenhydrate im Organismus bis zur Traubenzuckerstufe = Glukose abgebaut werden. Somit kann man die Kohlenhydrate in den Lebensmitteln als zuckerbildende Stoffe betrachten. In den naturgegebenen Kohlenhydratträgern wie Getreide, Kartoffeln und Früchten sind große Mengen an Faserstoffen vorhanden. Die Resorptionsgeschwindigkeit der aus Stärke abgespaltenen Glukose und somit auch die insulinogene Wirkung wird herabgesetzt. In den natürlichen Kohlenhydratträgern finden sich außerdem die Vitamine des B-Komplexes sowie Mineralsalze und Spurenelemente. Diese biologischen Wirkstoffe sind für die enzymatischen Abbauvorgänge in den Zellen und ganz besonders in den Nervenzellen mit ihrem hohen Glukoseverbrauch enorm wichtig. Diese Wirkstoffe fehlen jedoch in den Fabrikzucker- und Auszugsmehlprodukten, die nur 'leere Kalorien' darstellen."

Das Zucker ABC

Ahornsirup, Apfeldicksaft, Birnendicksaft, Brauner Zucker (ungereinigt auch Rohzucker genannt), Demerara, Dextrose, Fruchtzucker, Frutilose, Gelierzucker, Gerstenmalz, Glukose, Glukosesirup, Grundsorte Hagelzucker, Isoglukose, Kandis, Karamel, Kristallzucker, Lactose, Laevulose, Leucrose, Maltrodextrin, Maltose, Malzzucker, Maiszucker, Mascobado, Milchzucker, Palmzucker, Panelista, Pilézucker, Plattenzucker, Puderzucker, Raffinade, Reismalz, Rohrzucker, Rübensirup, Rübenzucker, Saccharose, Sandzucker, Sirup, Sucanat, Stärkesirup, Staubzucker, Traubenzucker, Trockenglucose, Ursüße, Urzucker, Vanillezucker, Vollrohrzucker, Würfelzucker, Zuckercouleur, Zuckerhut.

Bei Zuckerarten und Dicksäften handelt es sich durchweg um Isolate und Konzentrate, die während des Stoffwechselvorganges dem Organismus Vitalstoffe entziehen.

Womit darf gesüßt werden?

Auf die Frage: Womit darf ich süßen, sollten Sie sich die Gegenfrage stellen: Was muß denn überhaupt gesüßt werden? Kaffee, Tee und Kakao enthalten viele chemische Stoffe, so daß mit diesen Genußmitteln sparsam umgegangen werden sollte. Früchte- und Kräutertees können Sie anfänglich mit etwas Honig

Das Verlangen nach Süßem legt sich mit der Zeit, wenn mehr Frischkost verzehrt wird.

süßen, wobei Sie die Dosis ständig reduzieren, bis Sie sich an ungesüßte Tees gewöhnt haben. Das Vital-Müsli enthält angenehme Süße durch süße Früchte: Orangen, Mandarinen, Äpfel oder Bananen. Marmeladen, Süßigkeiten und Gebäck kann man mit Honig herstellen, wobei Sie feststellen werden, daß Sie von Mal zu Mal weniger Honig verwenden müssen. Trockenfrüchte sollten sparsam verwendet werden und nur in eingeweichter Form. Verzehrt man sie trocken, so entziehen sie dem Körper Flüssigkeit.

➤ Zuckeraustauschstoffe und Süßstoffe sind keine Lösung

Zuckerersatzstoffe sind Kunstprodukte, die nicht nur das Verlangen nach Süßem aufrechterhalten, sondern allerlei Mißempfindungen auslösen und bei anfälligen Menschen obendrein auch allergen wirken können. Wie man in Tierversuchen nachgewiesen hat, bedeuten Zuckerersatzstoffe bei der Gewichtsreduktion keinerlei Hilfe. Sie zeigen sogar eine deutlich appetitsteigernde Wirkung, eine Eigenart, welche Übergewichtige sicherlich vermeiden wollen.

■ **Zuckeraustauschstoffe** wie Mannit, Papatinit, Sorbit und Xylit sind Zuckeralkohole, die hauptsächlich aus Hölzern gewonnen werden. Sie finden vor allem Verwendung in Marmeladen, Obstkonserven, Süßigkeiten für „Ernährungsbewußte".

■ **Süßstoffe** sind synthetisch hergestellte Produkte, und sollten daher von jedem gesundheitsbewußten Menschen unbedingt gemieden werden.

Zuckeraustauschstoffe werden durch die Bakterien des Dickdarms fermentiert. Das heißt im Klartext: es kommt zu Gärungen, die Blähungen, Bauchschmerzen, Durchfall und nicht selten Übelkeit hervorrufen können.

■ **Saccharin**, der 500mal süßer als Haushaltszucker ist, wurde als erster künstlicher Süßstoff bereits 1878 verwendet.

■ **Cyclamat, Aspartam, Acesulfam-K, Thaumatin, Steviosid, Glycyrrhizin, Neoheseridin, Miraculin, Monelin** u. v. m. folgten. Sie finden einzeln und als Mischungen ihren Einsatz in der Süßwarenindustrie, zum Beispiel als Assugrin, Canderel, Diätsüße, Ilgonetten, Natreen usw.

■ **Cyclamat** ist in den USA wegen Krebsverdacht verboten, bei uns zugelassen!

■ **Aspartam** wird aus den zwei Eiweißbausteinen L-Phenylalanin und L-Asparaginsäure hergestellt, die aus dem ganzheitlichen Lebensmittel isoliert wurden. Diese isolierte Substanz steht im Verdacht, Kopfschmerzen und Benommenheit hervorzurufen. Bereits eine Menge von 34 mg pro Kilogramm Körpergewicht bewirkt eine Verlangsamung der Hirnströme. Kinder sind besonders gefährdet, denn eine Dose Light-Limonade enthält bereits 200 mg Aspartam.

◆ Honig, die Natursüße seit alters her

Vor Beginn der industriellen Zuckerherstellung waren Honig und süße Früchte die Süßmittel unserer Vorfahren. Honig ist ein naturgegebenes Kohlenhydrat, das achtmal weniger insulinogen wirkt als Fabrikzucker. Im Gegensatz zu Zucker ist Honig aufgrund seines günstigen Kalzium-Phosphor-Verhältnisses basenbildend, doch als konzentrierter Zuckerträger von ca. 80 Prozent bedarf sein Abbau im Organismus, ebenso wie Fabrikzucker, der Mitarbeit vieler B-Vitamine. Bei hohem Konsum kann er ebenfalls gesundheitsschädigend wirken, deshalb sollte er nur in kleinen Mengen zusammen mit üppigen Vitamin B-Trägern wie beispielsweise Vollkornbrot genossen werden.

Der Invertzucker des Honigs besteht zu gleichen Teilen aus nicht miteinander verbundenen Glukose- und Fruktosemolekülen und enthält Vitalstoffe wie Spurenelemente, Enzyme und Vitamine sowie Inhibine, bakterienfeindliche Stoffe.

◆ Produkte aus Auszugsmehlen

Niemand bestreitet den gesundheitlichen Wert eines Vollkornbrotes, aber leider ist nicht alles aus vollem Korn gebacken, was unter diesem Namen verkauft wird. „Vollkornbrot" heißt nicht, daß besonders viele ganze Körner im Teig sein müssen, sondern es bedeutet, daß das verwendete Mehl alle Inhaltsstoffe des vollen Korns enthält, einschließlich der Keim- und Randschichten. Nicht jedes Brot, das die Bezeichnung Vollkornbrot trägt, ist ausschließlich mit Vollkornmehl gebacken. Das Gesetz schreibt vor, daß der Mindestgehalt an Vollkornmehl 30 Prozent betragen muß. Ein weiteres Manko ist die Herstellung von Broten mittels „Kunstsauer". Und zwar betrifft das nicht nur fabrikatorisch erzeugte Vollkornbrote und Brote aus Auszugsmehl-Backmischungen, auch in Kleinbäckereien ist man mittlerweile dazu übergegangen, den zeitsparenden „Kunstsauer" einzusetzen. Mit diesem Verfahren kann der Teig bereits innerhalb von zwei Stunden gebacken werden. Bei dem sogenannten Kunstsauer handelt es sich um eine Mixtur von Feinchemikalien, die zu allerhand Störungen im Organismus führen können, unter anderem Behinderung in der Verwertung von Mineralstoffen und Spurenelementen sowie Eiweißverdauungsstörungen. Vollkornbrot mit Kunstsauer taugt also gerade mal als Abführmittel, für unsere Ernährung erfüllt es nicht die erforderlichen Kriterien, um es als vollwertiges Lebensmittel gelten zu lassen. Wenn die Menschen ahnten, was in ihrem täglich' Brot – egal ob Vollkornbrot oder Feinmehlbrot – an Zutaten enthalten sind, die nicht hineingehören, so würden sie sicherlich schleunigst wieder selbst backen. Versuchen Sie's einfach einmal, es ist bestimmt nicht schwieriger als Kuchenbacken (Rezepte auf Seite 110 und 111).

Dunkles Brot, das vielfach in Geschäften angeboten wird, soll oft nur Vollwertigkeit vortäuschen, denn die dunkle Farbe kann auch mittels Malz oder Lebensmittelfarbe erzeugt werden.

Wer hat schon Appetit auf das?

Alle die in Tab. 6 gelisteten Inhaltsstoffe erleichtern den Arbeits- und Backvorgang. Sie machen den Teig rieselfähig und sie blähen Brot und Brötchen auf, wodurch sie locker werden, und sie konservieren gleichzeitig die Backwaren; es ist sogar ein Mittel enthalten, das die Motten verscheucht. Der Hersteller versichert zwar, seine Rezeptur sei nie zur Anwendung gekommen, doch weshalb dann der Aufwand an Geld und Zeit, sie patentieren zu lassen? Es gibt andere Backhilfen mit ähnlicher Wirkung, um die wir nicht herumkommen, außer wir finden einen Bäcker, der noch ganz altmodisch nach herkömmlicher Art mit Natursauerteig backt. In vielen Reformhäusern und Naturkostläden sind gesunde Vollkornbrote und -gebäck zu haben, die solche „altmodischen" Kleinbäckereien anliefern.

Tab. 6: Dubiose Inhaltsstoffe

Teigsäuerungsmittel in %		Emulgatorbackmittel in %	
40,2	Maisquellmehl	25,5	Puderzucker
16,5	Zitronensäure	15,4	Maltodextrin
10,9	Monokalzium-phosphat	10,3	Sojamehl
10,7	Salz	20,5	Weizenmehl
4,9	Dextrose	10,3	Diacetyl-weinsäureester
6,7	Calciumsulfat (Gips)	7,2	Guarkernmehl
3,1	Calciumacetat	4,1	Calcium carbonat
1,2	Natriumdiacetat	2,6	Tricalciumsulfat
1,5	Tricalciumphosphat	1,0	Schimmelpilz-amylase
4,3	Lecithin	1,0	Ascorbinsäure
		2,1	Lecithin

(Tabelle aus Prost Mahlzeit! Pollmer/Kapfelsperger)

◆ Durch chemische Verfahren hergestellte Fette

Um gesunde, wohlschmeckende **Pflanzenöle** erster Pressung zu gewinnen, werden die Samen oder Nüsse zuerst geschrotet und dann mittels schwerer Gewichte ohne Hitzeeinwirkung ausgepreßt. Auf diese Weise erzeugte Öle gelangen nur in kleinen Mengen vorwiegend in Reformhäuser oder Naturkostläden. Bei der Weiterverarbeitung der Preßrückstände zur Ölgewin-

> **Bei der Härtung der Öle erfahren bis zu 40 Prozent der Moleküle eine räumliche Veränderung, das heißt, sie werden denaturiert.**

nung handelt es sich jedoch um Schritte gezielter Vitalstoffvernichtung. Der Ernährungswissenschaftler Felix Kieffer stellt die Herstellungsweise raffinierter Öle und der Margarine so eindringlich und detailliert dar, daß Sie künftig beim Einkauf einer Flasche Speiseöl das Etikett sicherlich gründlich überprüfen werden, ob die Bezeichnung „Kaltpressung" oder „Jungfernöl" (extra vergine) vermerkt ist.

■ **Extraktion:** Der Preßrückstand wird einer Gegenstromextraktion mit Benzin (Hexan) unterworfen.

■ **Entschleimung und Entlecithinierung:** Dem so gewonnenen Öl werden mittels Natriumphosphatlösung wertvolle Stoffe entzogen, aus denen später Rohlecithin gewonnen wird.

■ **Entsäuerung:** Um insbesondere Kupfer und Eisen, die wichtigsten Oxidationspromotoren für Fette, zu entfernen, wird das Öl mit Natronlauge verrührt. Es bilden sich halbfeste Seifen, die sich unten abscheiden.

■ **Entfärbung/Bleichung:** Dem Öl werden unter Rühren Bleicherden (Bentonit, Kieselgur) beigemischt. Die heiße Suspension wird anschließend durch Filterpressen filtriert, aus denen ein helles, ganz klares Öl fließt.

■ **Desodorierung:** Um unangenehme Gerüche zu entfernen, werden bei 5 bis 20 mm Hg Vakuum und bis zu 200 Grad C Erhitzung die letzten Reste von geruchsaktiven Aldehyden, Ketonen und freien Fettsäuren entfernt.

Die Wandlung von Margarine in Butterersatz

Um streichfähige Margarine zu erzeugen, muß das vorbehandelte Öl der Fetthärtung und Umesterung unterzogen werden.

■ **Härtung:** Dem Öl wird feinverteiltes Nickel als Katalysator beigemischt, danach erfolgt unter Druck mit Wasserstoff (2 bis 6 bar) in einem Rührkessel die Hydrierung. Dazu sind Temperaturen von 200 Grad erforderlich. Nach diesem Prozeß filtert man den Katalysator mit Alkalilösung wieder heraus. Anschließend muß das Öl nochmals entsäuert und desodoriert werden.

■ **Fraktionierung:** Unter Kälteeinwirkung und unter Lösungsmitteleinsatz werden die Bestandteile mit hohem Schmelzpunkt von solchen mit niederem Schmelzpunkt separiert.

■ **Umesterung:** Das auf 70 bis 200 Grad erhitzte Fett wird mit etwa 0,5 Prozent Natriummethylat oder -äthylat als Katalysator vermischt und unter Vakuum ein bis zwei Stunden lang gerührt, um die Streichfähigkeit zu verbessern.

Wie gesund ist Margarine aus dem Reformhaus?

Der Aufdruck auf vielen Packungen, „... die naturgegebene Vielfalt wertgebender Inhaltsstoffe bleibt erhalten ...", soll lediglich die industrielle Bearbeitung kaschieren. Das aus Tropengebieten bezogene Kokosfett kann nicht so einfach aufs Brot gestrichen werden, da es wegen der riesigen Entfernungen schlechthin unmöglich ist, im Anbaugebiet die Qualität rohen Kokosfetts immerwährend zu kontrollieren. Auch die Reformfette durchlaufen fabrikatorische Prozesse, um geschmacklich unseren europäischen Ansprüchen gerecht zu werden.

Light-Fette für Leichtgläubige

Die Hälfte des Fettes kann beispielsweise schlichtweg durch Wasser ersetzt werden, das sich mittels sogenannter Emulgatoren mit dem Fett verbindet. Chemische Zusätze sorgen für Streichfähigkeit und Gelatine bewirkt Schnittfestigkeit.

Modifizierte Stärke, meist Maisstärke, dient ebenfalls als „brauchbarer" Fettersatz. Durch Behandlung mit Salzsäure oder Schimmelpilzenzymen und unter Beimischung von Wasser quillt die Masse auf und erhält eine cremige Konsistenz.

Eine weitere Grundlage zur Fettherstellung bildet billiges Molkeeiweiß, gewissermaßen ein Abfallprodukt bei der Käseherstellung. Hieraus läßt sich unter

Light-Produkte werden uns von der Werbung als non plus ultra für die schlanke Linie vorgestellt. Doch kaum einer der Figurbewußten ahnt, was sich hinter dem Begriff „light" verbirgt.

Mikropartikulation jede Menge „Fett" produzieren. Bei diesem Verfahren werden die Eiweißpartikel unter hohem Druck zertrümmert. Es bilden sich Kügelchen von Tausendstel Millimeter Durchmesser. Erst in dieser winzigen Form besitzen die Partikel Gleitfähigkeit, um im Mund als sahniger Film wahrgenommen werden.

Fettersatzstoffe aus Eiweißen und Kohlenhydraten werden unter wohlklingenden Namen wie „Nutrifat PC", „Trailblazer" oder „Simplesse" verkauft. In Amerika werden Lightfette offen und ehrlich deklariert, während sie bei uns versteckt und indirekt an die Frau oder den Mann gebracht werden. Jeder, der ein Lightprodukt verzehrt, etwa einen Becher Light-Speiseeis oder einen Light-Pudding, vertraut auf solch harmlose Bezeichnungen wie „Molke-Eiweißerzeugnis". Bei Light-Käse erübrigt sich eine Deklarierung sogar, denn Milchbestandteile, selbst wenn sie noch so denaturiert und verfälscht sind, betrachtet man in Milchprodukten ohnehin als selbstverständlich. Fettersatz in jeder Form kann man überwiegend in Salatsaucen, Desserts und Frischkäse vorfinden.

„Multi Olestra", eine neue Fettkreation eines großen internationalen Waschmittelkonzerns, wird aus einem für den Menschen unverdaulichen Zuckerersatzstoff hergestellt. Dabei wird der größte Teil der Hydroxyd-(OH)-Gruppen des Zuckers mit Fettsäure versetzt. Dieses Erzeugnis ist besonders „light" nach dem Motto: Was nicht verdaut wird, macht nicht fett!

⬥ Konservierte Nahrungsmittel

Dosen-, Gläser- und Flaschennahrung

Endlose Reihen von Regalen mit einem Überangebot an attraktiv in Dosen Gläsern, Flaschen und Paketen verpackter Fabriknahrungsmitteln sollen uns zum Kauf verlocken. Säfte, Obst und Gemüse, sogar ganze Menüs gibt es als Konserve zu kaufen. Die Zufuhr von zumeist synthetisch hergestellten Vitaminen stören die Zusammenarbeit der Vitalstoffe im Organismus. Außerdem werden die Zutaten keineswegs so „schonend" verarbeitet, wie es uns in den Beschreibungen weisgemacht wird. Obst und Gemüse werden mehrmals gewaschen und dann zerkleinert. Diese Prozesse vernichten bereits einen Großteil der wasserlöslichen Vitamine; auch Mineralstoffe gehen verloren. Daran anschließend werden die Lebensmittel in ihren Behältern einge-

Packungen von knackigem Gemüse und Obst und Angaben über angeblich hohen Vitamingehalt – der Laie hat keinen Vergleich zum Naturprodukt – sowie Hinweise auf den Zusatz von Vitaminen, gaukeln uns gesundheitlichen Wert vor.

kocht. Von dem ehemaligen Vitalstoffreichtum bleiben bestenfalls traurige Reste übrig. Das Endprodukt stellt folglich nicht mehr ein vollwertiges Lebensmittel dar, sondern ein entwertetes Nahrungsmittel.

Tiefgekühlte Gemüse und Früchte bilden eine Ausnahme, wenn sie im rohen Zustand eingefroren wurden. Sie sind jedoch leider noch nicht aus biologischem Anbau erhältlich.

● Obst- und Gemüsesäfte – überschätzter Wert

Sobald in Supermärkten Ihr Auge auf die große Auswahl an Obst- und Gemüsesäften fällt, denken Sie bei den prallen Früchten und knackigen Gemüsen, die Sie von den Etiketten anlachen, sicherlich sofort an die vielen gesunden Vitamine, die in den Säften enthalten sein müssen. Das ist richtig; Säfte enthalten viele Vitamine – natürliche und zusätzlich auch oft noch synthetisch produzierte, wie beispielsweise das billig herzustellende Vitamin C. Viele Menschen verstehen allerdings unter dem Begriff „Vitamine" alle lebensnotwendigen Stoffe und glauben deshalb, daß im Saft sämtliche Wirkstoffe der Frucht oder des Gemüses enthalten seien. Diese falsche Vorstellung konnte der bekannte Ernährungsforscher Professor Dr. Werner Kollath schon vor vielen Jahren widerlegen. Der Saft enthält nur die wasserlöslichen Vitamine der Frucht oder des Gemüses, die übrigen Vitalstoffe der Lebensmittel bleiben dagegen in den Rückständen. Durch Tierfütterungsversuche konnte Prof. Kollath nachweisen, daß die Mitwirkung der im Abfall verbleibenden biologischen Wirkstoffe zur vollen Entfaltung der klassischen Vitamine im Stoffwechselgeschehen unbedingt erforderlich ist.

Die hohe Resorptionsgeschwindigkeit der Säfte kann krankmachende Reaktionen auslösen.

Beim Verzehr von einem Kilogramm Obst – das sind etwa zwei Äpfel, zwei Orangen (ohne Schale) und zwei Birnen – brauchen wir eine geraume Zeit, um zu kauen, einzuspeicheln, zu zerkleinern, zu schlucken, wieder abzubeißen, zu kauen, einzuspeicheln und so weiter und so fort. Langsam wird Bissen für Bissen in den Magen befördert und weiterverarbeitet. Magen, Bauchspeicheldrüse und Dünndarm haben Zeit, sich auf die Nahrungszufuhr einzustellen und entsprechende Verdauungssäfte zu produzieren. Der Dünndarm kann dem Speisebrei in aller Ruhe die Nährstoffe entziehen und verdauen, und alle Vitalstoffe gelangen langsam durch die Darmwand in das Blut, das sie weiteren Stoffwechselprozessen zuführt. Trinken wir dagegen den Saft der gleichen Menge Obst, so gelangt er innerhalb von wenige Sekunden in den Magen und den Verdauungstrakt. Der Organismus wird mit einer Nährstoffüberschüttung konfrontiert, mit der er in seinen Verdauungsorganen nicht schritthalten kann. Das plötzliche Überangebot an Zuckerstoffen bewirkt einen steilen Anstieg der Blutzuckerkurve, den der Körper versucht zu kompensieren, indem er die Bauchspeicheldrüse zu vermehrter Insulinausschüttung anspornt. Blutuntersuchungen haben ergeben, daß auf die extreme Überhöhung des Blutzuckerspiegels in kurzer Zeit durch diese gegenregu-

Die stetigen unnatürlichen Blutzuckerschwankungen, welche durch allzu häufiges Säftetrinken auftreten, ziehen oft unangenehme Empfindungen nach sich.

latorischen Anstrengungen des Organismus ein ebenso extremes Absinken unter das normale Blutzuckerniveau erfolgt.

Wenn Sie an gemütlichen Abenden während des geselligen Beisammenseins mit Freunden gelegentlich Säfte trinken, so ist dagegen natürlich nichts einzuwenden. Doch wie wir nun gesehen haben, sind Säfte keineswegs geeignet, im Organismus des Übergewichtigen den Mangel an Vitalstoffen auszugleichen.

➤ Kaffee, Tee und Alkohol

Genußmittel, die Reizstoffe oder Drogen enthalten, passen nicht in eine vitalstoffreiche Ernährung, die darauf ausgerichtet ist, die gestörte Stoffwechsellage zu regenerieren. Daher sollte mit Kaffee und Tee sparsam umgegangen werden, und es ist von Vorteil, während der Gewichtsreduktion auf Alkohol völlig zu verzichten. Im Gegensatz zu alkoholischen Getränken, die ausgesprochen viel Brennwert haben, beeinflussen Kaffee und Tee zwar nicht das Körpergewicht, aber da sie stark entwässernd wirken, entziehen sie dem Organismus wertvolle Mineralstoffe.

Bei Frauen wirkt sich übermäßiger Alkoholkonsum besonders übel aus, denn sie können bedeutend geringere Mengen an Alkohol verkraften als Männer.

Alkohol: Gewichtsreduktion verhindert, Vitalstoffversorgung gefährdet

Alkoholgenuß hat sowohl negative Auswirkungen auf den Mineralstoffhaushalt als auch auf die Vitaminversorgung. Durch die stark entwässernde Wirkung des Alkohols kommt es zur Ausschwemmung von Mineralien, und da der durch Alkoholkonsum verstärkte Bedarf an den Vitaminen B_1, B_2, B_6, Niacin und Folsäure zumeist nicht gedeckt wird, können Störungen in der Erregungsleitung der Nerven, Anämie (Blutarmut) und Haut- und Schleimhautentzündungen (zum Beispiel im Magen-Darm-Trakt) auftreten. Außerdem führt das in vielen Spirituosen enthaltene Acetaldehyd zur Beeinträchtigung des Vitamin B6-Stoffwechsels in der Leber. Der männliche Organismus verfügt über weitaus mehr Aldehyd-Dehydrogenasen (alkoholabbauende Enzyme) als der der Frau und ist daher in der Lage ca. 80 Gramm Alkohol innerhalb von 24 Stunden abzubauen, während der weibliche Organismus nur etwa 20 Gramm bewältigen kann. Das bedeutet, daß Frauen gerade mal ein Glas Wein oder zwei Gläser Bier pro Tag trinken dürfen, wenn sie ernstliche Schäden vermeiden wollen.

Nach dem Motto: steter Tropfen höhlt den Stein, beeinflußt fortgesetzter Alkoholkonsum ganz erheblich das Stoffwechselgeschehen im Organismus und begünstigt durch Vitalstoffentzug die Bildung von Fettdepots.

➤ Sind Nahrungsergänzungsstoffe die Lösung?

Nachdem wir nun wissen, daß unser Übergewicht durch Vitalstoffmangel entstanden ist, gilt es in erster Linie dieses Manko schnellstens zu beheben. Gehen wir nun in die Apotheke und besorgen uns mehrere große Dosen mit Vitamintabletten und Mineralpulver? Falsch! Isoliert aufgenommene Vitamine und Mineralien verursachen in unserem Organismus ebenso Fehlsteuerungen wie der Verzehr von isoliertem Zucker und Auszugsmehl. „Isoliert" bedeutet, daß diese Vitalstoffe ebenso aus dem Verbund eines ganzheitlichen Lebensmittels gerissen sind, wie beispielsweise der Fabrikzucker, der aus der Zuckerrübe gewonnen wird. Mittels

Mineralstoff- und Vitaminpräparaten (die meisten sind synthetisch hergestellt) führen wir unserem Organismus zwar einige wenige Vitalstoffe aus der Runde aller biologischen Wirkstoffe zu, die beispielsweise im ganzheitlichen Lebensmittel Blumenkohl enthalten sind, die übrigen fehlenden Vitalstoffe sind jedoch unbedingt notwendig, um die Wirksamkeit der aufgenommenen Vitamine und Mineralien zu unterstützen. So sind gewisse Mineralstoffe und Enzyme nicht voll einsatzfähig, wenn bestimmte Partner-Vitamine fehlen und umgekehrt. Nur in wohlkoordinierter Zusammenarbeit von Vitaminen, Mineralien, ungesättigten Fettsäuren und Enzymen kann unser Organismus Stoffwechselprozesse aufrechterhalten und weitere Vitalstoffe produzieren wie Aminosäuren, Hormone und neue Enzyme. So wird verständlich, daß ein Zuviel des einen Stoffes ein Zuwenig eines anderen nach sich ziehen muß.

Bei akuten und speziellen Krankheitszuständen haben Vitamin- und Mineralstoffpräparate zwar durchaus ihren Platz in der modernen Medizin, doch sollte die Entscheidung, wann und in welcher Menge sie einzunehmen sind, unbedingt vom Arzt getroffen werden.

➨ Überdosierungen sind schädlich

Überdosierungen können durchaus ernsthafte Schäden hervorrufen, zum Beispiel bei einem Menschen, der aus suggerierter Ängstlichkeit vor Mangelerscheinungen oder zur versprochenen Steigerung des Wohlbefindens in seiner täglichen Nahrung nur Produkte verwendet, die mit bestimmten Vitaminen angereichert sind, und der nun zur Sicherheit noch zusätzlich Präparate schluckt, welche die gleichen Vitamine enthalten.

Die positive Wirkung eines Vitamins wird zwar zunächst durch höhere Dosen gesteigert, doch sobald man den Normalbereich weit übersteigt, zeigen sich negative Wirkungen. Der Körper setzt verschiedene Schutzmechanismen ein, um die Belastung durch den Vitaminansturm zu kompensieren. Er drosselt die Aufnahmemechanismen und intensiviert die Umsatz- und Ausscheidungsprozesse. Die fettlöslichen Vitamine A, D und E erweisen sich besonders gesundheitsgefährdend, wenn sie in Megadosen über einen längeren Zeitraum eingenommen werden, da sie der Körper speichert. Bei einer Überdosierung treten ähnliche Symptome auf wie bei einem Mangel und sie können ebenfalls lebensbedrohliche Ausmaße annehmen.

Auch hier bestätigen sich wieder einmal die weisen Worte des berühmten Paracelsus, nach denen durchweg alle Stoffe giftig sein können; entscheidend ist eben die Dosis.

Da haben wir's! Es wäre doch so schön gewesen, einfach weiterzufuttern wie bisher, nach dem Motto: Es gibt ja Pillen, die alles wieder auf die Reihe kriegen!

Teil 4
Lassen wir die Pfunde purzeln!

Die Pfunde purzeln also nur nach dem Motto: Die Natur bringt's wieder auf die Reihe! Was unter natürlicher, vitalstoffreicher Ernährung zu verstehen ist, haben Sie im Kapitel „Vitalstoffe steuern den Abbau..." S. 18 kennengelernt.

Diese Kost ist also keine Diät. Sie ist eine Ernährung mit natürlichen, unverfälschten Lebensmitteln, die durch ihren Reichtum an biologischen Wirkstoffen heilend und gewichtsregulierend wirkt. Übergewichtige nehmen stetig ab, und Untergewichtige erreichen das Gewicht, das ihrer Konstitution entspricht, soweit nicht krankhafte Eßstörungen zugrunde liegen.

Je größer das Übergewicht oder je schneller Sie die Pfunde purzeln lassen möchten, desto größer sollte der Frischkostanteil sein.

Während den Untergewichtigen auch zwischendurch ein wenig Obst, oder nachmittags zum Tee ein Stück Vollwertkuchen erlaubt ist, dürfen sich Übergewichtige zu den drei Tagesmahlzeiten Frühstück, Mittag- und Abendessen rundum satt essen. Sobald sie jedoch Zwischenmahlzeiten einlegen, hat der Organismus keinerlei Veranlassung mehr, an's „Eingemachte" zu gehen und die Vorratskammern der eigenen Fettdepots zu plündern. Eher die Gewohnheit als der Hunger läßt uns beim Fernsehen zu Knabbereier greifen. Greifen wir lieber nach dem Glas Tee oder Mineralwasser, das wir vorsorglich bereitgestellt haben. Dem Organismus muß stets ausreichend Flüssigkeit zugeführt werden, damit die Abbaustoffe, die der Körper bei der Gewichtsreduzierung produziert, gelöst und ausgeschwemmt werden können. Hunger- oder sagen wir besser Appetitgefühle, die eventuell zwischen den Mahlzeiten aufkommen könnten, sind also ohne weiteres durch reichliches Trinken zu verscheuchen. Auf diese Weise werden auch Menschen, die durch viele fehlgeschlagene Abmagerungskuren bereits frustriert sind, anhand ihrer Waage beobachten können, wie sie ihr Wunschgewicht spielend erreichen und vor allem auch mühelos aufrechterhalten.

Nur eine natürliche und vitalstoffreiche Ernährung wird auf die Dauer die Fettdepots abbauen.

Seien wir einmal ehrlich: Es ist doch nicht Hunger, was uns zwischendurch zum Kühlschrank treibt! Vor allem sollten wir uns die Knabbereien wie Salzgebäck und Chips während des Fernsehens am Abend abgewöhnen.

Wie schnell purzeln die Pfunde?

Wenn Sie den „Sprung ins kalte Wasser" wagen und sich sofort auf reine Frischkost umstellen, so deuten die Zeiger Ihrer

Waage in den ersten zwei Tagen um 2 bis 4 kg nach unten. Dies bedeutet jedoch noch keinen Fettabbau, sondern lediglich eine vermehrte Flüssigkeitsausscheidung.

Der Ernährungswissenschaftler und Internist Dr. M. O. Bruker konnte durch klinische Ermittlungen aufzeigen, daß anschließend – je nach Ausgangsgewicht – ein kontinuierlicher Gewichtsverlust von 100 bis 200 g pro Tag erfolgt. Bei hohem Ausgangsgewicht ist auch eine tägliche Abnahme von 300 g und mehr möglich.

- Bei einem Anfangsgewicht von 80 kg purzeln in einem Monat mindestens 3 bis 6 kg
- bei einem Anfangsgewicht von 120 kg mindestens 8 bis 10 kg, und
- bei einem Anfangsgewicht von 160 kg mindestens 10 bis 12 kg.

Sie müssen sich nicht sorgen, ob dieser rasche Gewichtsverlust vielleicht nervös und reizbar macht. Mit Vitalstoffen können wir uns nicht nur schlank, sondern auch fröhlich essen.

Vitalstoffe verhelfen uns zu guter Laune

Man hört oft: Führt rasche Gewichtsabnahme nicht zu Nervosität und Reizbarkeit? Diese Frage kann jedoch mit einem glatten Nein beantwortet werden, solange Sie sich an die beschriebenen vitalstoffreichen Lebensmittel halten und denaturierte Fabriknahrungsmittel meiden (siehe Kapitel: Adipositas entsteht durch Mangel an Vitalstoffen S. 54). Die Vitalnahrung ist nicht nur in der Lage, Ihren entgleisten Stoffwechsel zu revitalisieren und Ihr Gewicht zu regulieren, darüber hinaus steigert sie Ihr Wohlbefinden und wirkt sich sogar äußerst positiv auf Ihr Gefühlsleben aus.

Zum richtigen Verständnis über die entsprechenden Abläufe in unserem Organismus zunächst ein Wort zu den Funktionen unseres Nervensystems.

◆ Neuronen – Sender und Empfänger

Die Überlegenheit des menschlichen Gehirns zeigt sich in seiner hohen Anzahl von Neuronen (Nervenzellen) sowie in deren Fähigkeit miteinander zu kommunizieren. Sie senden und empfangen Tag und Nacht ununterbrochen Tausende von Signalen. Die Vermittlung von Reizen erfolgt vom Hypothalamus aus, einer Gehirndrüse, welche die Funktion einer Kommandozentrale hat. Die Drüse leitet die Signale durch Neurotransmitter – aus Aminosäuren (Eiweißbausteinen) zusammengesetzte Botenstoffe – an die eng in Verbindung stehenden vegetativen Zentren weiter. Eines dieser Zentren ist z.B. das jedermann bekannte Sonnengeflecht, der Plexus solaris, der in der Nabelgegend liegt. Die für unser Gefühlsleben verantwortlichen Neurotransmitter Serotonin, Noradrenalin und Dopamin werden im Organismus aus Vitalstoffen gebildet. Biochemiker der University Berkeley, California, haben herausgefunden, daß eini-

Die Erregungsübertragung von einem Neuron zum anderen erfolgt über Umschaltstellen, sogenannte Synapsen, von denen sich auf jeder Nervenzelle ein- bis zehntausend befinden.

ge dieser Wirkstoffe, beispielsweise die Aminosäuren Phenylalanin und Tyrosin, ihre positive Wirkung auf unser Gefühlsleben bereits in ihrer Grundform als Eiweißbausteine entfalten.

➦ Die Fröhlichmacher

Serotonin wird aus der Aminosäure Tryptophan gebildet. Der Verzehr kohlenhydratreicher Lebensmittel wie Vollkornprodukte, Kartoffeln, Topinambur oder süßer Früchte, die ebenfalls viele Kohlenhydrate enthalten, regt die Bauchspeicheldrüse über das bekannte Signalsystem an, das Hormon Insulin auszuschütten. Das Insulin sorgt dafür, daß dem Gehirn vermehrt Tryptophan zur Verfügung steht, aus dem nun Serotonin gebildet wird. Das Ergebnis: die Stimmungslage hebt sich. Essen wir dagegen hocheiweißhaltige Produkte, wie Fleisch, Fisch, Käse und Eier, die zwar sehr viele Aminosäuren enthalten, aber nur wenig Kohlenhydrate, so fehlt das Signal zu vermehrter Insulinabgabe und es kommt zu geringerer Tryptophanverwertung. Folglich wird nur wenig Serotonin gebildet und die Stimmungslage sinkt ab.

Kohlenhydratreiche Lebensmittel wie Vollgetreide, Nüsse und Früchte verhelfen zu vermehrter Serotoninproduktion.

Phenylalanin – Diese Aminosäure wird mit gutem Recht als die psychoaktivste unter ihren Schwestern bezeichnet, denn sie spielt eine bedeutende Rolle für die gute Stimmungslage. Phenylalanin gehört zu den essentiellen Aminosäuren, die der Organismus zum Aufbau von körpereigenem Eiweiß braucht.

Tyrosin – Wenn wir dem Körper täglich eine genügende Menge des Fröhlichmachers Phenylalanin zuführen, so kann er daraus eine weitere stimulierende Aminosäure herstellen, das Tyrosin. Phenylalanin und Tyrosin sind die besten Stimulanzien für die Seele. Sie verbannen Depressionen und verhelfen uns zu innerer Harmonie und vermehrter Lebensfreude.

Der Verzehr von Vollgetreide, gekeimten Hülsenfrüchten, Nüssen und Gemüse kurbelt die Tyrosinproduktion an.

Dopamin – Durch komplexe chemische Prozesse, eine Art Kettenreaktion, kann unser Organismus aus der Aminosäure Tyrosin die Botenstoffe Dopamin und Noradrenalin herstellen. Dopamin beeinflußt ebenfalls emotionale Reaktionen und vermittelt Frohsinn und Gelassenheit.

Noradrenalin – Dieses Hormon, das im Nebennierenmark und im Nervengewebe produziert wird, ist der Kurier, mit dessen Hilfe alle Nervenzellen untereinander in Verbindung stehen. Noradrenalin wirkt außerdem als Startersubstanz für das Euphorie-Peptid Beta-Endorphin, indem es die eng mit dem Hypothalamus verbundene Hypophyse und das Nervensystem zur Herstellung und Ausschüttung des Stimulans animiert. Da Beta-Endorphin jedoch sehr kurzlebig ist, hängt es von der Noradrenalinproduktion ab, wie lange uns dieses körpereigene Opiat zur Verfügung steht. Damit der körper-

Vitamin C und Vitamin B$_1$ ermöglichen die Herstellung des Euphorie-Peptids Beta-Endorphin.

genügend Noradrenalin bilden kann, ist die Mithilfe bestimmter Vitalstoffe, vor allem von Vitamin C und Vitamin B_1 erforderlich.

● Aneurin, der Vitalstoff für eiserne Nerven

Aneurin (Vitamin B_1), ist der wichtigste Vitalstoff für unser Nervensystem. Schon der Name deutet darauf hin, denn er enthält den Wortstamm neuro = Nerv. Unsere reichhaltigsten Aneurin-Lieferanten sind Vollgetreide, Hülsenfrüchte, Mandeln und Nüsse; insbesondere durch Vollgetreide können wir uns ausgiebig mit Aneurin versorgen.

Dieser Vitalstoff ist für das einwandfreie Funktionieren des Nervensystems von ausschlaggebender Bedeutung. Unser Nervensystem hat den höchsten Glukoseumsatz von allen Zellsystemen im Organismus und ist daher auf die gebührende Unterstützung durch Aneurin dringend angewiesen. Glukose (Traubenzucker), die das Endprodukt im Kohlenhydratstoffwechsel darstellt, kann nur unter Mitwirkung von Aneurin zur Energiegewinnung in den Nervenzellen verarbeitet werden; und zwar wie es dem Bedarf entspricht. Bei Aufnahme von reinem Traubenzucker, der in jeder Drogerie oder im Supermarkt angeboten wird, folgt auf anfängliche Leistungssteigerung bereits nach ein bis zwei Stunden ein rapider Energieabfall. Außerdem regt der rasche Anstieg von Glukose im Blut die Bauchspeicheldrüse zu vermehrter Insulinausschüttung an. Unangenehme Symptome wie Mattigkeit und Kopfschmerzen können auftreten. Der Grund liegt zum einen darin, daß dem isolierten Zucker die Faserstoffe des ganzheitlichen Lebensmittels fehlen, die zum langsamen und gleichmäßigen Einschleusen von Glukose in das Blut unerläßlich sind, zum andern fehlt ihm als begleitender Vitalstoff das Aneurin zum Einbau in die Nervenzellen.

Die Zusammensetzung unserer Nahrung beeinflußt also zahlreiche Gehirnfunktionen und damit auch unsere Gemütsverfassung. Aus dieser Sicht gesehen wirkt sich das tägliche Vital-Müsli schon am frühen Morgen ausgezeichnet auf die Stimmungslage und die Nervenkraft aus. Seine Zutaten sind harmonisch aufeinander abgestimmt: Das Getreide und die Nüsse liefern Kohlenhydrate und erhebliche Mengen an Aneurin und die Früchte steuern ebenfalls Kohlenhydrate bei sowie reichlich Vitamin C.

Produkte aus poliertem Reis und Feinmehl oder Auszugsmehl enthalten nur noch geringe Mengen an Aneurin.

Wenn die Pfunde nicht mehr purzeln mögen

Sie freuen sich, daß mit der Frischkost die Gramme rieseln und die Pfunde purzeln. Doch plötzlich tritt ein Stop ein, obwohl Sie Ihr Wunschgewicht noch längst nicht erreicht haben. – Was ist los?

Mit großer Wahrscheinlichkeit haben Sie Ihre Haltung bezüglich der Grundregeln ein wenig gelockert. Möglicherweise haben Sie aus der Runde der Nahrungsmittel etwas gegessen, was Sie eigentlich streichen sollten oder Sie haben vielleicht doch eine kleine Zwischenmahlzeit eingelegt. Selbst wenn es nur ein wenig Obst ist, das während der drei Mahlzeiten ja bedenkenlos gegessen werden darf, zeigt Ihnen die Waage diese „Sünde" sofort auf. Diese feinen Reaktionen des Organismus sind durch Dr. M. O. Bruker bei klinisch durchgeführter Frischkosternährung nachgewiesen worden. Auch ein Vollkornbrötchen zusätzlich genügt bereits, den Zeiger der Waage um einige Striche nach oben wandern zu lassen. Da Brote im Gegensatz zum Frühstücksbrei ein wenig Salz enthalten, wird die Gewichtszunahme durch Flüssigkeitsbindung im Körper bewirkt. (1g Kochsalz bindet 100g Flüssigkeit). An diesem Punkt angekommen, können Sie sich nun überlegen, ob Sie schneller abnehmen möchten mit reiner Frischkost, oder langsamer mit Brot- und Kochkostzulage.

Zwingen Sie sich nicht dazu, nur Frischkost zu essen, wenn Sie auch einmal das Verlangen nach einem warmen Essen haben. Sie nehmen so oder so ab – aber nicht vergessen: drei Mahlzeiten täglich, und nichts dazwischen!

Wie fühlen Sie sich?

Sicherlich hebt sich Ihre Stimmung von Tag zu Tag, wenn Ihnen die Waage laufend geringeres Gewicht anzeigt. Eventuelle Begleitkrankheiten der Adipositas wie hoher Blutdruck oder Kurzatmigkeit bessern sich im gleichen Maße wie das Gewicht sinkt.

Trotzdem können vorübergehend gewisse Beschwerden auftreten, die dann aus Unkenntnis der Zusammenhänge auf die Frischkost geschoben werden. Manchmal hört man: Ich kann Rohkost oder Vollkornbrot nicht vertragen. Eigentlich unlogisch! Fabriknahrungsmittel sind bisher vertragen worden, aber bei natürlicher Nahrung gibt es Schwierigkeiten! Hand auf's Herz, Sie haben sich in Wahrheit noch nicht vollständig und konsequent auf Vitalnahrung umgestellt, nach dem Motto: ein Stückchen Zucker im Tee, ein ganz klein bißchen Schokolade naschen, ein wenig Marmelade auf's Brot, das kann doch nicht schaden.

Verlassen Sie sich darauf – es schadet! Fabrikzucker schadet nicht nur dem Organismus, er verträgt sich auch nicht mit Vollwertkost. Eventuell sollten Sie auch den Honig eine Weile weglassen. Decken Sie Ihren Bedarf nach Süßem lieber mit süßen Früchten.

Hand aufs Herz. Haben Sie vollständig und konsequent auf Vitalnahrung umgestellt?

Die beschleunigte Freisetzung von Abbau- und Stoffwechselzwischenprodukten kann ebenso zu Kopfschmerzen und Mattigkeit führen wie die während des Fettabbaus freigesetzten Schadstoffe, die Sie über Jahre hinweg über Atmung und Nahrung aufgenommen und im Fettgewebe gespeichert hatten. Die Beschwerden treten durch Rückvergiftung über den Darm auf und können durch einen täglichen Einlauf gemildert werden (siehe auch „Heilfasten" S. 69). Eigentlich sollten Sie sich über die Symptome der Entgiftung riesig freuen, beweisen Sie Ihnen doch, daß Stoffe in Ihrem Körper mobil gemacht und ausgeschwemmt werden, die dort nichts zu suchen haben. Erfreulicherweise wird – sozusagen als Dreingabe – in Ihrem Organismus noch etwas ganz anderes mobil gemacht, und zwar Ihr phlegmatischer Verdauungsapparat.

➤ So leicht verschwindet Stuhlverstopfung

Permanente Stuhlverstopfung ist, durch die Fehlernährung bedingt, oft eine lästige Begleiterscheinung der Adipositas. Wer sich schon einmal in seinem Leben damit herumgeplagt hat oder andauernd damit gequält ist, weiß ein Lied davon zu singen, welchen Torturen man bei diesem Leiden ausgesetzt ist, angefangen von ständigem Völlegefühl über Blähbauch bis hin zu eingerissenem After und Hämorrhoiden. Stuhlverstopfung stellt unbestritten eine erhebliche Beeinträchtigung der Lebensqualität dar.

Die Vitalnahrung, die Sie nun ausführlich kennengelernt haben, vermag nicht nur das Gewicht zu regulieren, sie behebt auch die hartnäckigste Stuhlverstopfung, selbst wenn sie schon seit Jahren oder Jahrzehnten besteht. Sicherlich ist Ihnen bekannt, daß sogenannte ballastoffreiche Kost gegen die Verstopfung helfen soll, und Sie haben sich bemüht, mehr Salate und Obst zu essen. Hat es geholfen? Wenig, nicht wahr? Das liegt nun aber keineswegs an der Unwirksamkeit der Salate und des Obstes, sondern an Ihrer übrigen mangelhaften Ernährung, über die Ihnen in den vorhergegangenen Kapiteln die Augen geöffnet wurden.

Mit hochprozentiger faserstoffhaltiger Frischkost verschwinden Ihre lästigen Beschwerden innerhalb von wenigen Tagen. Gewöhnlich kommt schon am dritten Tag nach der Ernährungsumstellung der erste Stuhlgang von normaler Beschaffenheit (siehe S. 32).

Haben Sie bisher laufend Abführmittel genommen, so können Sie diese jetzt getrost dem Sondermüll übergeben.

Bei Verstopfung, der psychische Verkrampfungen zugrunde liegen, die mit Zurückhaltenwollen einhergehen, ist es hilfreich, regulatorische Verfahren hinzuziehen wie Reflexzonenmassage, Schröpfen oder Akupunkturmassage. Darüber hinaus werden Sie durch die Faksimile-Technik lernen, Ihren Körper wohltuend zu entspannen, ab S. 78.

Fett schmilzt wie Schnee – beim Heilfasten

Heilfasten...

...beschleunigt die Revitalisierung der Stoffwechsellage und läßt überflüssiges Fett schneller dahinschmelzen.

Wie Sie aus den vorhergehenden Kapiteln ersehen konnten – und vielleicht auch schon ausprobiert haben – verlieren Sie durch die Vitalnahrung kontinuierlich Pfund um Pfund. Deshalb wird das Heilfasten mit Absicht im Anschluß an die Ernährungskapitel vorgestellt, damit Ihnen nicht von vornherein der Gedanke kommt: „Aha, da haben wir's wieder einmal! Nur mit Hungern kriege ich die Fettpolster los!" Doch jeder, der so denkt, hat eine falsche Vorstellung vom Heilfasten. Urteilen Sie selbst nach der Lektüre dieses Kapitels.

➤ Wer hungert, der fastet nicht

Fasten bedeutet freiwilligen Nahrungsverzicht, der völlig ungezwungen durchgeführt werden sollte. Fasten Sie nur, wenn Sie innerlich dazu bereit sind, ohne sich bezüglich des Gewichtsverlustes und der Fastendauer Ziele zu setzen. So können Sie sich über jeden gelungenen Fastentag völlig unvoreingenommen freuen. Haben Sie keine Angst,

Jeder einzelne Tag bringt Sie der Regenerierung Ihrer gestörten Stoffwechsellage und somit auch der Heilung Ihrer Adipositas einen Schritt näher.

Sie werden nicht hungern. Sie müssen nichts weiter tun, als trinken, trinken, trinken! Der Darm stellt sich dann im Fastenstoffwechsel von der Verdauung eher auf Ausscheidung um. Den ersten Morgen Ihrer Fastenkur starten Sie mit einer gründlichen Entleerung Ihres Darms mittels Glaubersalz. Männer nehmen 40 Gramm, aufgelöst in einem halben Liter zimmerwarmem Wasser, für Frauen genügen 30 Gramm. Nach etwa 30 bis 60 Minuten setzt die Wirkung ein; anschließend erfolgt eine dauerhafte Beruhigung der Peristaltik (Darmbewegungen).

In den meisten Fastenkliniken wird ohne Entlastungstage umgehend mit dem Trinken von dünnen Kräuter- und Früchtetees begonnen, und im Zimmer des Patienten steht stets ein Kasten Mineralwasser bereit. Zum Lösen und Ausschwemmen der Abbau- und Schadstoffe braucht der Körper mindestens drei Liter Flüssigkeit pro Tag. Mancher Fastenkundige schwört auf das Fasten mit Säften, was jedoch einige Nachteile hat. Zum einen weisen Obstsäfte einen hochkonzentrierten Kohlenhydrateanteil auf, der zur Überflutung des Organismus mit Zuckerstoffen führt, zum andern werden die Geschmacksnerven den

Zur Einleitung des Fastens werden oft ein bis zwei Entlastungstage mit Obst empfohlen. Wenn Sie möchten, können Sie sie durchführen, doch zwingend notwendig sind sie nicht.

ganzen Tag "beschäftigt". Wenn Sie beim Tee- und Wasserfasten bleiben, werden Sie feststellen, daß sich Ihre Geschmacksnerven erstaunlich regenerieren. Die Lust auf Süßes klingt ab, Sie brauchen weniger Salz, die Lebensmittel schmecken intensiver und das Verlangen nach Genußmitteln wie Alkohol, Schwarztee oder Kaffee läßt nach. Für die Leber stellt die Fastenzeit eine bedeutende Erholungsphase dar, in der sie sich weniger dem Stoffwechsel zu widmen hat, als der Aufgabe, Giftstoffe zu eliminieren und bestimmte Enzyme zu produzieren, beispielsweise Histaminasen. Diese Enzyme sorgen dafür, daß das Gewebehormon Histamin abgebaut wird und nicht über Haut und Schleimhäute den Körper verläßt. Hierdurch werden vor allem Allergiker schon nach wenigen Fastentagen von lästigem Juckreiz befreit, und Asthmatiker sowie Bronchitiker können freier atmen.

Eine Hydro-Colon-Therapie kann die Fastenkur durch ihre intensive Darmreinigung ausgezeichnet unterstützen. Die Darmbäder werden bei vielen Naturheilärzten und Heilpraktikern oder im Städtischen Kurbad angeboten, doch falls an Ihrem Wohnort diese Therapie nicht durchgeführt wird, können Sie sich selbst mit Warmwasser- oder Kamillentee-Einläufen behelfen. Darmbäder oder Einläufe lösen Ablagerungen, die sich im Laufe der Zeit in den Darmwindungen festge-

Das Fasten fördert darüber hinaus den Abbau der Eiweißspeicher im Zwischenzellgewebe und in den Basalmembranen der Kapillaren, was der Revitalisierung der Stoffwechsellage der Adipösen besonders zustatten kommt.

setzt haben und unterstützen deren Ausscheidung. Das Fasten löst im Organismus nicht nur eine Überflutung mit Abbau- und Stoffwechselzwischenprodukten aus, durch das Auflösen von Fettdepots werden Schadstoffe freigesetzt, die wir alle in kleinen Mengen im Laufe der Jahre aufgenommen und im Fettgewebe gespeichert haben: über die Atmung beispielsweise Industrie- und Autoabgase und über die Nahrung vor allem Schädlingsbekämpfungsmittel und chemische Nahrungsmittelzusatzstoffe. Demnach werden um so eher Beschwerden auftreten, je mehr Ihr Körper Fett "abschmilzt". Doch statt zu klagen, sollten Sie sich darauf freuen, daß Sie nach einem derartigen "Großreinemachen" später ein um so größeres Wohlgefühl erleben werden.

Sie können sich während Ihrer Fastenkur von Ihrem Naturheilarzt betreuen lassen, doch im Grunde genommen kann jeder Adipöse, aber sonst Gesunde, das Heilfasten alleine für sich durchführen. Dem Fastenden ist es sogar möglich, weiterhin seiner Arbeit nachzugehen, denn die Nahrungsenthaltung beeinträchtigt keineswegs die geistigen Fähigkeiten; sie können sich im Gegenteil eher noch mehr ent-

Durch die Reinigung des Darms wird die Rückvergiftung mit gelösten Schadstoffen verhindert, die in manchen Fällen in den ersten Fastentagen Kopfschmerzen verursachen können.

Die früheren Empfehlungen, sich während der Fastenkur zu schonen und viel zu liegen, da man ja „Substanz" verliert, sind veraltet und grundfalsch. Wenn schon, so wollen Sie ja nur Fett verlieren und keinesfalls Muskelfleisch.

falten. Viele Fastende berichten, daß sich ihre Kreativität und Konzentration während der Fastenkur erstaunlich erhöht hat. Falls der Blutdruck etwas absinkt, kann man diesem Manko mit einer Tasse Ginsengtee sehr gut abhelfen, darüber hinaus bringen Bürstenmassagen den Kreislauf gut in Schwung.

Für Berufstätige ist sicher der Freitag der günstigste Tag, mit dem Fasten zu beginnen, denn Kopfschmerzen treten erfahrungsgemäß, wenn überhaupt, etwa gegen Ende des zweiten Tages der Fastenkur auf. So könnten Sie am Wochenende mit entsprechend häufigen Einläufen möglicherweise auftretende Kopfschmerzer ganzproblemlos kurieren.

> **Wenn Sie glauben, ein gesundheitliches Handicap verbiete Ihnen das Heilfasten, Sie die Kur aber gerne durchführen möchten, so beraten Sie sich bitte mit einem Arzt oder Heilpraktiker, der Fastende betreut.**

Der Fastenstoffwechsel vermeidet Energieverluste, die durch die Verdauungsarbeit entstehen, und mobilisiert Kraft auf optimale Weise. Wenn Sie Ihre Muskeln betätigen, bauen Sie beim Fasten nicht nur Fett ab, Sie vergrößern sogar die trainierte Muskulatur. Kraft und Leistung folgen dem Gesetz der Anforderung, beziehungsweise der Funktion. Muskeln, die Sie funktionstüchtig erhalten, werden nicht abgebaut. Leichte Sportarten wie Radfahren, Schwimmen, Ballspiel und Walking sind ausgezeichnet geeignet, die Muskelkraft zu erhalten. Besonders beim Walking werden alle Muskeln sehr gut durchtrainiert, ohne daß der Körper überanstrengt wird.

◆ Wie geht es weiter nach dem Fasten?

Nach dem Fasten wählen Sie für die folgenden zwei bis sieben Tage Obst und Gemüse aus, von dem Sie wissen, daß sie es besonders gut vertragen und das Sie vor allem gut und langsam kauen müssen: zum Beispiel Äpfel, Birnen, Karotten, Kohlrabi, Sellerie oder reife Paprika. Anschließend an die Obst- Gemüsetage gehen Sie zur Vitalnahrung über, wie sie in den vorher beschriebenen Kapiteln dargestellt wird.

Teil 6
Der Wahnsinn mit dem Schlankheitswahn

Viele Menschen, vor allem junge Mädchen und Frauen, versuchen ihre Traumfigur zunächst durch den Einsatz von Abführmitteln und von diversen Schlankheitspillen und Drinks zu erreichen. Da sich die Methode bald als unzureichend herausstellt, wird als nächstes zusätzlich mit den unterschiedlichsten Diätformen experimentiert. Die Folge jahrelanger Versuche ist häufig ein gestörtes Eßverhalten.

Wie sich sowohl beim Psychotherapeuten als auch in der Selbsthilfegruppe oftmals herausstellt, entwickeln sich die verschiedenen Formen von Eßstörungen nicht ausschließlich nur aufgrund psychischer Ursachen. Die beiden extremen Eßstörungen Magersucht und Bulimie zeigen sich bei vielen Betroffenen häufig als die tragischen Folgeerscheinungen eines Schlankheitswahns, die in unserer Wohlstandsgesellschaft stetig zunehmen. Bei diesen Menschen verhält sich die Problematik umgekehrt: das erworbene krankhafte Eßverhalten führt zur psychischen Belastung. Ob die Eßstörung auf die eine oder die andere Weise entstanden ist, der oder die Kranke bedarf einfühlsamer Therapie. Viele Menschen, die unter Bulimie und Eßsucht leiden, zei-

Das Denken und Handeln kreist ständig um das Essen und um die Kalorienaufnahme. Jeder Bissen wird auf Fett-, Zucker- und Kaloriengehalt überprüft.

gen sich der Vitalkost durchaus aufgeschlossen, sobald sie überzeugt sind, daß sie damit ihr Wunschgewicht erreichen und auch erhalten können. Magersüchtige sind dagegen an dieser Möglichkeit völlig desinteressiert, wie im folgenden Kapitel dargestellt wird.

Magersucht
(Anorexie nervosa)

Die Magersucht, von der hauptsächlich Mädchen ab zehn, und junge Frauen bis etwa fünfundzwanzig Jahren betroffen sind, äußert sich im zwanghaften Bestreben, möglichst wenig Kalorien zu sich zu nehmen. Unter großem Aufwand an psychischer und geistiger Energie beschäftigen sich diese Mädchen mit dem Auszählen und Berechnen der Kalorien ihrer Nahrung und mit dem Vergleichen von Fett-, Zucker- und Kalorienangaben auf den Nahrungsmittelpackungen. Die Gedanken kreisen ununterbrochen um die Frage, wie denn Nahrung eingespart werden kann. Oft muß sogar eine Scheibe Knäckebrot oder ein Apfel für den ganzen Tag „ausreichen". Permanente Gewichtsabnahme, die oft durch Einnahme von Abführ- und Entwässerungs-

Magersüchtige legen größtes Augenmerk auf sinnvolle Verteilung der wenigen Nahrung über den ganzen Tag.

mitteln noch zusätzlich unterstützt wird, ist das erstrebte Ziel. Die geringste Zunahme wird als Niederlage betrachtet. Das Verhältnis zu ihrem Körper ist völlig gestört. Obwohl ein bis zum Skelett abgemagertes Mädchen die schlanke, wohlproportionierte Figur einer jungen Frau durchaus bewundern und anerkennen kann, betrachtet sie sich selbst keineswegs als dürr.

Selbst die Kenntnis der Folgeerscheinungen der Nahrungsverweigerung, zum Beispiel Störungen im Blutbild, im Hormon-, Mineralstoff- und Wasserhaushalt, Veränderungen im Gehirnstoffwechsel, Verkleinerung des Gehirns, Herzrhythmusstörungen, Nieren-

Je dünner ein magersüchtiges Mädchen wird, desto näher fühlt sie sich ihrem eigenen, für andere Menschen unverständlichen Schönheitsideal.

störungen bis hin zum Versagen, Rückbildung des Knochengewebes und vieles mehr, läßt die Süchtigen unberührt. Ärztliche Hilfe wird strikt abgelehnt, denn es fehlt ihnen das Bewußtsein, daß ihr Verhalten krankhaft ist.

Die Magersüchtigen sind glücklich und euphorisch, wenn sie wieder eine Gewichtsabnahme verzeichnen können. Wenn der Magen vor Hunger brennt, so wird dieses Gefühl als angenehm empfunden; die Stimmung steigt bis zur Euphorie. Diese Euphorie entsteht durch Endorphine (körpereigene Drogen), vor allem durch das Serotonin, dessen Ausschüttung im Hypothalamus (Drüse im Gehirn) über komplexe Regelsysteme im vegetativen Nervensystem angeregt wird. Je länger die Magersucht besteht, desto größer

ist die Sucht nach der euphorischen Gemütsverfassung. Um die glänzende Stimmung beizubehalten, wird weitergehungert, und die magersüchtigen Mädchen sind bereits so in ihrer Sucht verfangen, daß sie ohne ärztliche und psychotherapeutische Hilfe nicht mehr herausfinden können. Hungern wird

Erreicht die Magersüchtige das von der Körpergröße abhängige, kritische Limit von etwa 35 bis 38 kg, ist es für medizinische Hilfe oft schon zu spät.

der Lebensinhalt bis hin zur Todessehnsucht. Bis zu 20 Prozent der Kranken sterben den selbstverursachten Hungertod.

Zwanghaftes Beschäftigen mit dem Gehalt der Nahrung und der konstante Gewichtsverlust sowie das Fernbleiben des magersüchtigen Mädchens vom täglichen gemeinsamen Familienessen, geben Eltern die ersten Hinweise, daß ihr Kind ein Suchtverhalten entwickelt.

Eß-Brech-Sucht
(Bulimia nervosa)

In vielen Fällen kann sich Magersucht durchaus zur Eß-Brech-Sucht entwickeln. Die Grenzen von Magersucht zur Bulimie sind sehr eng gesteckt, denn oftmals sind Magersüchtige zusätzlich triebhaften Eßanfällen ausgesetzt, bei denen sie ohne jegliche Kontrolle in sich hineinschlingen, was ihnen in die Finger kommt. Da sie dies als Versagen in ihrem gewohnten Eßverhalten ansehen, versuchen sie mit allen Mitteln, die Nahrung wieder zu erbrechen. Diese Heißhungeranfälle bilden bei manchen Magersüchtigen die Brücke zur Bulimie, der Eß-Brech-Sucht. Bei den Bulimiekranken handelt es sich zumeist um junge Frauen, die eine durchaus normale, schlanke Figur besitzen können. Der Altersgipfel bewegt sich in etwa zwischen 18 bis 40 Jahren. Ebenso wie bei den Magersüchtigen ist der Dreh- und Angelpunkt in ihrem Leben das Essen und das Kalorienzählen. Den größten Teil ihres Einkommens verwenden sie für den Kauf von Nahrungsmitteln.

Anfallartig und süchtig werden oft über Stunden hinweg Unmengen an Nahrungsmitteln vertilgt, wobei es zur Aufnahme von 30 000 Kalorien an einem Tag kommen kann. Aus Angst vor Gewichtszunahme werden nach dem Essen sofort Maßnahmen eingeleitet, die verschlungenen Speisen wieder zu erbrechen. Weitere Methoden, eine schlanke Linie zu erhalten, sind periodisches Fasten und Mißbrauch von Abführ- und Entwässerungstabletten. Die Folgeerscheinungen der Bulimie sind die gleichen wie die bei der Magersucht.; hinzu kommen noch Zahnschäden durch die erbrochene Magensäure.

Familienangehörige erkennen Eßanfälle am unerwartet und auf unerklärliche Weise ausgeleerten Kühlschrank.

Diese Krankheit, von der 2 bis 6 Prozent (die Dunkelziffer ist groß) der Frauen im oben genannten Alter betroffen sind, ist gewöhnlich von depressiven Stimmungslagen begleitet. Die Süchtigen sind zumeist mit ihren Lebensbedingungen unzufrieden, wie Streß am Arbeitsplatz, Familienprobleme oder Partnerschaftsmisere. Verdrängte Schuldgefühle, oft über vermeintliche Missetaten, die häufig in der Kindheit zurückliegen oder das Gefühl, von den Eltern nicht angenommen worden zu sein, sind weitere mögliche Ursachen.

Im Gegensatz zu den Magersüchtigen, werden Bulimie-Kranke nicht mit der Euphorie „belohnt", die bei den Magersüchtigen durch ihr permanentes Hungergefühl ausgelöst wird, da sie, noch ehe es zu der euphorischen Stimmung kommt, den Hunger durch eine Eßorgie stillen. Eß-Brech-Süchtige leiden sehr unter Ihrer Eßstörung und betrachten ihre körperlich-seelische Verfassung als eine persönliche Niederlage.

Eß-brech-süchtige Frauen sind auf der Suche nach ihrer weiblichen Identität und ihrem Selbstbewußtsein.

Eß-Sucht

Diese Sucht, die Frauen und Männer aller Altersstufen gleichermaßen betrifft, kommt unter den Eßstörungen weitaus seltener vor und äußert sich in sporadischen, suchtartigen Eßlustattacken. Auch hier kreisen die Gedanken unaufhörlich um das Essen, jedoch wird auf die Bedeutung der Kalorien weniger Aufmerksamkeit gelegt. Da die Eßsüchtigen nicht bestrebt sind, die Nahrung nach dem Essen wieder von sich zu geben, legen sie mit der Zeit extrem an Gewicht zu. Die Folgeerscheinungen sind unter anderem: Herz-Kreislauf-Störungen und Bluthochdruck, Diabetes, Gelenkerkrankungen, Stoffwechselstörungen sowie eine teilweise drastisch verkürzte Lebenserwartung.

Je dicker die eßsüchtigen Menschen werden, desto mehr nimmt ihr Selbstwertgefühl ab, da sie in ihrem Aussehen nicht mehr den gesellschaftlichen Normen entsprechen. Und dieser Leidensdruck muß wiederum mit Schlemmen kompensiert werden. Solche Personen werden häufig Opfer fehlgeschlagener Diäten. Der hierdurch ausgelöste Frust wird wieder mit vermehrtem Essen kompensiert, so entsteht ein Teufelskreis.

Ursache der Eßsucht sind häufig Mangel an Zuwendung, geringes Selbstwertgefühl, Gefühle der Unvollkommenheit, Versagensängste, mangelnde Selbstkontrolle sowie Kontaktstörungen.

◆ Eß-Störungen sind behandlungsbedürftig

Eßstörungen können sich zum einen, wie eingangs besprochen, aus dem Mißbrauch von Schlankheitsmitteln, Abführpräparaten und durch viele fehlgeschlagene Diäten entwickeln, die zum Idealgewicht verhelfen und es erhalten sollen, und zum anderen kann eine psychische Störung zugrunde liegen. Hilfe gibt es für Betroffene bei einem erfahrenen Psychotherapeuten ihres Vertrauens oder in einer Selbsthilfegruppe. Die Ursache des gestörten Eßverhaltens muß aufgedeckt und an der Wurzel behandelt werden.

Zusätzlich ist von großer Bedeutung, was die Süchtigen essen. Bei Eß-Brech-Süchtigen bleibt trotz des Erbrechens ein gewisses Quantum zurück, das die Körperfunktionen, wenn auch nur minimal aufrecht erhält. Wenn dieses Minimum an Nahrung nun aus vollwertiger Kost besteht, verringert sich die Gefahr, Mangel-

erscheinungen zu erleiden. Vor allem erkennen die Eß-Brech-Süchtigen bald, daß leckere vitalstoffreiche Kost nicht dick macht. Das gleiche gilt für die Eßsüchtigen, denen das Kapitel „Vitalstoffe steuern den Fettabbau" S. 18 Aufschluß gibt.

◆ Verwundete Seele

Viele Eßstörungen haben ihre Wurzel in psychischen Traumen. In folgenden Fällen enthüllten sich den Betroffenen in Selbsthilfegruppen die oft lange zurückliegenden Anstöße zu ihren Leiden. Bei Verdacht auf eine psychische Ursache der Magersucht werden viele Auslegungen diskutiert. Nach umfangreichen psychosomatischen Untersuchungen scheint die häufigste Ursache die unbewußte Ablehnung der Reifung zur Frau zu sein.

Claudia, ein 12jähriges Mädchen, hat eine herrschsüchtige und sehr dominante Mutter. Claudia fühlt sich unterdrückt und unglücklich. Sie lehnt in ihrem Unterbewußtsein die Mutter und zugleich das Frauwerden ab, da sie ihrer Mutter auf keinen Fall ähnlich werden will. Bei den geringsten Anzeichen weiblicher Rundungen bemüht sie sich daher um stetige Gewichtsabnahme.

Die 13jährige Inge wird in der Pubertät etwas mollig. Der Vater zieht sie, durchaus nicht böse gemeint, damit auf: „Na Dickerle, bald habe ich zwei mollige Frauen, die Mama und dich!" Inge faßt das so auf, daß sie dem Vater besser gefallen hat, als sie noch dünner war und fängt ebenfalls für eine schlanke Figur zu hungern an, damit er sie lieb behält.

Die 11jährige Sonja und ihr 1 1/2 Jahre älterer Bruder entdecken zusammen beim „Doktorspiel" ihre Körper. Sie spielen das Spiel immer öfter; sie schmusen miteinander und streicheln sich. Die Geschwister sind lange Zeit ein Herz und eine Seele. Als Sonja in die Pubertät kommt, hören die Spiele auf. Das Mädchen bekommt aufgrund ihrer katholischen Erziehung („du sollst nicht unkeusch sein"), Schuldgefühle. Da sie sich nicht als schlechtes Mädchen sehen will, gesteht sich Sonja nun nicht mehr ein, daß sie freiwillig die kindlichen und harmlosen Sexspiele mitgemacht hat. So schiebt sie nunmehr alle Verantwortung für das Geschehen dem Bruder zu und redet sich ein, er habe sie erpreßt. Auf diese Weise zweifach mit „Schuld belastet", verfällt Sonja in Eßstörungen. Sie verweigert sich selbst das Frauwerden.

Karin ist mit ihren 14 Jahren zum ersten Mal richtig verliebt. Als sie ihr Freund jedoch plötzlich wegen einer anderen verläßt, schluckt sie ihren Kummer mit Näschereien hinunter. Sie legt sehr schnell an Gewicht zu, was ihre Schulkameraden wiederum zum Hänseln veranlaßt. Das Mädchen fängt mit einer strengen Diät an, um die lästigen Pfunde wieder loszuwerden. Sie findet für ihre schlankere Figur augenblicklich von allen Seiten Anerkennung, was ihr eine fabelhafte Stimmung vermittelt. Um diese Stimmung aufrecht zu erhalten, hungert sie weiter.
Soweit Bulimie nicht, wie oben beschrieben, aus der Magersucht entstanden ist, entwickelt sie sich bei jungen Frauen, die bereits der Pubertät entwachsen sind.

Die 36jährige Doris ist Hausfrau, und hat zwei liebe Kinder. Finanziell geht es ihr gut, aber das Verhältnis zwischen ihr und ihrem Mann läßt zu wünschen übrig. Er erkennt ihre Arbeit als „Nur-Hausfrau" nicht an – sie könnte ja auch „etwas Richtiges" tun. Außerdem ist er ein unterkühlter Typ, der Doris nicht die Zärtlichkeit geben kann, die sie braucht. Auch als Doris eine Stelle annimmt, ändert sich an ihrem Verhältnis nichts. Doris sucht Trost im Essen. Zuerst ist es nur ein wenig Näscherei zwischendurch, dann wird es immer mehr. Als sie merkt, daß sie zu viel zunimmt, versucht sie die Pfunde wieder wegzuhungern. Hungerperioden werden jedoch nun unterbrochen von Heißhungeranfällen, bei denen Doris mehr ißt, als je zuvor. Künftig kann sie sich ihre schlanke Figur nur noch erhalten, wenn sie sich der Speisen auf die bekannte Weise wieder entledigt.

Als Irene mit 24 Jahren heiratete, hatte sie eine vollschlanke, durchaus wohlproportionierte Figur. Nach der Geburt ihrer beiden Kinder wurde die Figur noch fülliger. Als ihr Mann zu nörgeln anfing und mit Liebesentzug drohte, versuchte Irene mit verschiedenen Diäten ihr Gewicht zu reduzieren. Nach jeder Hungerkur war sie frustierter, wenn das Gewicht nach gewisser Zeit wieder nach oben schnellte; oft höher als zuvor. Während einer besonders strengen Diät, packte sie irgendwann ein wahrer Stierhunger und sie schlang wahllos Unmengen an verschiedenen Speisen in sich hinein. Nachdem der Hunger gestillt war, meldete sich sofort das schlechte Gewissen; hatte sie doch versprochen, diesmal ihr Gewicht zu halten. So brachte sie sich das erste Mal zum Erbrechen.

Die Eßsucht ist weitaus seltener und kann Kinder wie Erwachsene gleichermaßen treffen. Die Betroffenen versuchen Mangel an Zuwendung, Versagerängste, Kontaktstörungen und auch mangelndes Selbstwertgefühl durch übermäßiges Essen zu kompensieren. Bei akutem Leidensdruck kommt es zu ähnlichen Heißhungeranfällen wie bei der Bulimie, jedoch mit dem Unterschied, daß das Essen anschließend nicht erbrochen wird.

Peter, der in die Anfangsklasse des Gymnasiums geht, hat einen sehr strengen Vater, der ihm Super-Schulleistungen abverlangt; schließlich soll der Junge „etwas Besseres" werden als er . Dem ständigen Leistungsdruck ist der Junge nicht gewachsen. Er versucht, seinen Schulstreß durch essen auszugleichen. Er futtert Unmengen an Süßigkeiten in sich hinein, um sich vor Schulaufgaben zu beruhigen. Am Mittagstisch bleibt er sitzen und hört nicht auf zu essen, weil er das Erledigen der Hausaufgaben hinausschieben will. Er wird zunehmend dicker, weswegen ihn seine Klassenkameraden ständig verspotten. Im gleichen Maße, wie das Gewicht zunimmt, verringert sich Peters Selbstwertgefühl. Er sucht deshalb wiederum Trost im Essen.

Teil 7
Mit Faksimile die Persönlichkeit entfalten und sich selbst annehmen lernen

In allen Epochen gab es geschickte Maler, die von Gemälden großer Meister in mühevoller, monatelanger Kleinarbeit bis zum kleinsten Detail übereinstimmende Faksimile anfertigten und damit die Fachwelt verblüfften.

Unsere Faksimile dagegen umfassen Bilder, die wir bewußt oder unbewußt in unserem Geiste aufzeichnen und denen wir Ausdruck in unserem Leben verleihen. Alles, was wir sind und was wir zu verwirklichen wünschen, oder bereits verwirklicht haben, hat seine Wurzeln im Unterbewußtsein, seien es spezielle Fertigkeiten, besondere Eigenschaften, innere Balance, sympathische Ausstrahlung oder sogar unser Wunschgewicht.

Wir selbst haben es in der Hand, durch ständiges bewußtes Aufzeichnen eines bestimmten Wunschbildes in unserem Geist unser Unterbewußtsein zu beeinflussen, dieses Wunschbild als Realität anzunehmen.

Betrachten wir doch einmal das lebende Faksimile eines im Geist geformten Bildes: Sie sind ein Mensch, dessen Augen zugleich Wohlwollen und Humor ausstrahlen und dessen Gesicht ständig den Abglanz eines inneren Lächelns widerspiegelt. Sie sprechen auf angenehme, gelassene Weise und sind ein aufmerksamer und interessierter Zuhörer. Ihre Haltung ist selbstbewußt, Ihre Bewegungen sind harmonisch und ohne jede Hast. Sie vermitteln den Eindruck einer Persönlichkeit voller Daseinsfreude – eines Menschen, der zufrieden in sich ruht und mit sich und der Welt in Einklang lebt. Haben Sie nun resigniert abgewinkt und gesagt: „Das hört sich ja großartig an, aber solch ein Mensch bin ich leider nicht, so kann ich auch nie werden?" Mit dieser Einstellung können Sie sicher sein, daß Sie Ihre Chance verschenken, sich zu solch einem Menschen zu entwickeln. Sagen Sie sich jedoch: „So bin ich **noch** nicht!", dann haben Sie bereits den ersten Schritt getan, sich Ihrem inneren Wunschbild zu nähern. Halten Sie sich stets vor Augen: Sie sind so anziehend oder abstoßend wie Sie sich im Geist aufzeichnen.

• Dankbarkeit führt zu Zufriedenheit und Glück

Genauso wie der Maler sorgfältig Strich für Strich auf die Leinwand bringt, müssen wir uns unserem Wunschbild in kleinen Schritten nähern. Einer dieser Schritte ist Dankbarkeit entwickeln. Sollten Sie nun denken: „Wofür soll ich schon dankbar sein! Ich bin zu dick (zu dürr) und häßlich, meine Umwelt nervt mich, nieman-

Falls Sie mein Buch „Gesunde Haut durch die Kräfte der Natur" kennen, so werden Ihnen einzelne Passagen im Kapitel „Faksimile" schon vertraut sein. Diese Wiederholungen sind unumgänglich, um die Zusammenhänge klar und bildhaft darzustellen.
Der Begriff Faksimile® im Geist-Körper-Seele-Bereich ist eine Eigenschöpfung der Autorin.

dem kann ich es recht machen! Wer kann mich schon leiden, ich mag mich ja selbst nicht!", so vertreiben Sie diese Gedanken kurzerhand aus Ihrem Kopf und stellen Sie sich zunächst die Kernfrage: Bin ich gesund? Na ja, vielleicht ist nicht alles ganz so, wie es sein sollte: Durch das Übergewicht ist der Blutdruck ein wenig zu hoch, das Treppensteigen und das Bücken fällt schwer, Blutzucker- und Cholesterinwerte könnten besser sein!

Denken Sie darüber nach, welche Vorzüge es an Ihnen selbst oder in Ihrem Umfeld geben könnte, für die Sie eigentlich dankbar sein müßten, oder mit denen Sie zumindest zufrieden sein können.

Um diese Mankos zu beheben, haben Sie immerhin bereits die ersten Schritte getan: Sie haben sich über die gewichtsreduzierende Vitalnahrung informiert und Sie sind in diesem Buch offensichtlich mit Interesse bis zu diesen Zeilen vorgedrungen. Und sicherlich haben Sie schon die Kostumstellung hinter sich und Ihre Waage zeigt Ihnen bereits positive Ergebnisse auf. Das ist doch ein wunderbarer Anlaß, sich darauf zu freuen, wie Ihre Figur von Woche zu Woche schlanker wird und Ihre Gesundheit ständig zunimmt.

In der Vergangenheit konzentrierten Sie sich vorwiegend auf Ihr Übergewicht. Die Folge: Sie sind lediglich immer noch dicker geworden. Wie wär's, wenn Sie nun die Gedanken in Ihrem Kopf umpolen würden, um in Ihrem Verstand das Bild Ihrer schlanken Wunschfigur aufzuzeichnen? Durch die ersten Erfolgserlebnisse wissen Sie, daß Sie den richtigen Weg gefunden haben, schlanker und gesünder zu werden. Ist das kein Grund ein wenig dankbar zu sein? Heute sind Sie gesünder und Ihrem Wunschgewicht näher als gestern, morgen werden Sie sich noch wohler fühlen und Ihrem Wunschgewicht noch näher sein als heute.

Betrachten Sie sich in einem großen Spiegel. Nur zu, lächeln Sie sich ruhig an! Übersehen Sie die Körperfülle oder Ihr Untergewicht; wozu an etwas einen Gedanken verschwenden, was in einigen Wochen ohnehin null und nichtig ist. Vergessen Sie alles „Negative" an sich, mit dem Sie sich bisher beschäftigt haben. Begeben Sie sich zielstrebig auf die Suche nach angenehmen Eigenheiten.

Blicken Sie sich bewußt und lange in die Augen. Es ist Ihr Selbst, das Ihnen entgegenblickt und mit dem Sie Ihr ganzes Leben lang auskommen müssen. Am besten schließen Sie mit Ihrem Selbst vorerst Freundschaft, bis Sie gelernt haben, es zu lieben. Sagen Sie doch einfach: „Du, ich mag dich! Bis jetzt habe ich an dir nur sehen wollen, was mir nicht gefällt. Ich verspreche dir, nun werde ich dir zeigen, was hübsch an dir ist. Deine Augen beispielsweise, die sind schön. Ich habe dir schon lange nicht mehr bewußt in die Augen gesehen."

Jeden Tag werden Sie ein bißchen zufriedener mit Ihrer Figur sein und sich daher auch ein bißchen mehr mögen.

Es gibt ganz sicher für jeden Menschen, selbst wenn er sich noch so wenig attraktiv findet, Qualitäten an sich aufzuspüren, denen er lange Zeit keinerlei Beachtung mehr geschenkt hat. Machen Sie einen Versuch, Ihr Gesicht intensiv wahrzunehmen. Schließen Sie die Augen und legen Sie die Fingerspitzen Ihrer beiden

Hände auf Ihre Stirn und beginnen Sie die Konturen Ihres Gesichts zu erfühlen. Fahren Sie die Linie Ihrer Augenbrauen und der Augenlider nach, ertasten Sie die Form Ihrer Nase, Ihres Kinns, Ihres Mundes und Ihrer Wangen. Denken Sie nicht darüber nach, ob Ihre Nase oder Ihr Kinn zu groß oder zu klein ist, oder ob sich hier oder dort ein paar Fältchen bemerkbar machen. Niemanden wird dies stören. Streifen Sie mit beiden Händen durch Ihr Haar. Wie schön, solch schmiegsames Haar zu haben! Ein hübsches, wohlgeformtes Ohr spitzt zwischen den Haaren hervor. Fühlen Sie mit den Fingerspitzen seine Konturen und freuen Sie sich, daß Sie etwas Hübsches an sich wiederentdeckt haben.

Sobald Sie einmal gelernt haben, Ihre Persönlichkeit in den Vordergrund zu stellen, treten Äußerlichkeiten in den Hintergrund.

Nehmen Sie sich täglich die Zeit, Ihren Körper ausgiebig und mit Behagen einzucremen. Fühlen Sie die Haut, die von Tag zu Tag samtiger und jünger wird durch die Vitalnahrung. Seien Sie dankbar, in diesem Körper wohnen zu dürfen. Wahrscheinlich träumten Sie bisher von schöneren „Wohnungen", aber es könnte auch sein, Sie müßten sich mit einer minderen, unbehaglicheren Behausung begnügen, nicht wahr? Dankbarkeit ist eine Energie, die Ihre Lebenseinstellung verändern wird, und zugleich eine Wahlentscheidung, die Sie zur Lebensgewohnheit entwickeln können. Wir möchten gerne anziehend und liebenswert auf unsere Mitmenschen wir-

Spüren Sie Ihre bislang noch völlig unentdeckten Qualitäten auf.

ken. Aber wie können wir annehmen, daß andere uns sympathisch finden, wenn wir uns selbst nicht so recht leiden können. Aufgrund unserer zumeist verdrießlichen Miene, die unsere mangelnde Liebe zu uns selbst reflektiert, wird sich auch der wohlwollendste Mensch mit der Zeit zurückziehen.

Sieht man von den gravierenden gesundheitlichen Nachteilen ab, Körperfülle für sich wäre kein Grund für Minderwertigkeitsgefühle. Korpulenz, eine hagere Gestalt oder sonstige Abweichungen vom üblichen Durchschnitt – zu groß oder zu klein, eine zu lange oder zu kurze Nase und was sonst noch im Gesicht „unstimmig" sein könnte – sind mit Sicherheit keine Ursache für Antipathie. Es fallen Ihnen bestimmt auf Anhieb einige Personen, Schauspieler, Künstler oder Sportler ein, die sich trotz ihrer normwidrigen Körperformen oder Gesichter größter Beliebtheit erfreuen. Warum wohl? Es ist ihre charakteristische, einzigartige Ausstrahlung, welche die Leute in ihren Bann zieht. Bei diesen Dicken oder Dünnen, Großen oder Kleinen handelt es

Sobald Sie mehr Liebe für sich selbst aufbringen als Verdruß über Ihr vermeintlich unvorteilhaftes Aussehen, wird Ihnen gewiß leichter um's Herz sein.

sich durchweg um Menschen, die von sich und ihrer Ausstrahlung überzeugt sind.

Wenn Sie glauben, Sie könnten mit solchen Menschen nicht mithalten, so täuschen Sie sich erheblich. Vielleicht schätzen Ihr Partner, Ihre Partnerin und Ihre Freunde die nette Art, in der Sie sich unterhalten, Ihre Fähigkeit aufmerksam zuzuhören und, wenn Sie einmal Ihre

Scheu verlieren, Ihr charmantes Lächeln. Sie haben sich nicht verhört: Ihr charmantes Lächeln! Kein Wunder, daß Sie es niemals im Spiegel einfangen können, wenn Sie es nicht eilends gegen Ihren – vielleicht allzu häufig – verdrießlichen Gesichtsausdruck eintauschen. Sie stehen ja gerade vor dem Spiegel! – nur zu, schenken Sie dem Menschen, der Sie gerade so nachdenklich ansieht, ein freundliches, liebevolles Lächeln.

Zweifellos gibt es Menschen, die Sie gern haben und die sich sicherlich ein anderes Bild von Ihnen machen als Sie selbst.

Während Ihr Gewicht kontinuierlich geringer wird und Sie sich dank der vitalstoffreichen Ernährung langsam, aber sicher Ihrem Wunschgewicht nähern, wird es Ihnen ganz gewiß von Tag zu Tag leichter fallen, Ihrem Selbst, das Ihnen im Spiegel entgegenblickt, zu sagen: „Du, ich mag dich!" Gönnen Sie ihm jeden Tag diese Mußezeit. Ihr Selbst braucht dies, ist es doch in der Vergangenheit so vernachlässigt worden. Es verdient, daß Sie es wieder aufbauen. Dazu können Sie jede freie Minute nutzen, ob vor dem Spiegel oder in Gedanken. Sie zeichnen auf diese Weise in Ihrem Geist unentwegt das Bild eines anziehenden, liebenswerten Menschen auf, bis Sie sich eines Tages mit ihm identifizieren und ihrer wahren Persönlichkeit Ausdruck in Ihrem Leben verleihen.

Wie wir auf unsere Stimmungen einwirken können

Viele Menschen haben solche Tage, an denen sie anscheinend grundlos in schlechte Laune oder Depressionen verfallen. Sie nehmen diesen Zustand, mit dem zumeist auch Antriebslosigkeit einhergeht, ohne nennenswerten Widerstand hin und sind der Ansicht: „Es wird schon irgendwann besser werden; nichts dauert ewig. Jetzt kann ich nichts daran ändern." Welch ein bedauerlicher Irrtum! Diese Menschen kommen überhaupt nicht auf den Gedanken, daß sie auf diese Weise viele Tage oder sogar Wochen ihres Lebens verschwenden und damit ihrer Gesundheit und ihrem Gemüt großen Schaden zufügen! Es ist nicht schwer, auf unsere Stimmungslagen – speziell auf solche vor unangenehmer Art günstig einzuwirken; selbst auf unser Streßempfinden können wir Einfluß nehmen.

Glückliche und zufriedene Menschen sind zweifellos gesünder als solche, die sich von allem und jedem aus der Balance bringen lassen und an jedem Menschen und jeder Situation etwas auszusetzen haben.

Das Niveau der einzelnen Neurotransmitter (Botenstoffe) in unserem Organismus paßt sich augenblicklich der Gemütsverfassung an, in die sich ein Mensch versetzen läßt – oder durch sorgenvolle oder ärgerliche Gedanken selbst versetzt. Denken bewirkt die Freisetzung von Hormonen aus bestimmten Drüsen des Gehirns, wie dem Hypothalamus und der Hypophyse, die sämtliche Botschaften, ob traurig oder froh, in alle Bereiche unseres

Körpers senden. Wir haben den freien Willen und die Wahl, ob wir unsere Gedanken auf Themen ausrichten wollen, die uns behagen, oder auf solche, die uns ärgern oder traurig stimmen, denn wir können es lernen, unsere Gedanken zu lenken.

Geben wir uns warmherzigen Gedanken hin, Gedanken der Liebe, Freundlichkeit, des Mitgefühls und Wohlwollens, so regen sie die Ausschüttung adäquater stimulierender Neurotransmitter und Hormone an. Diese vermitteln uns im gleichen Augenblick das Gefühl reinen Wohlbefindens und vollkommener Harmonie, was sich in gelöster, entspannter Körperhaltung und frohem Gesichtsausdruck widerspiegelt. Einen völlig gegensätzlichen Effekt auf den Organismus üben hingegen destruktive Vorstellungen aus. Ängstliche, sorgenvolle Gedanken können zu beschleunigtem Puls und Bluthochdruck führen. Hinzu kommen oft kalte Schweißausbrüche, Magenschmerzen, Zittern der Hände und ein allgemeines Unwohlsein. Ängstliche, bedrückte und unsichere Menschen erkennt man oft an ihren leicht hochgezogenen Schultern, als wenn sie ihren Kopf dazwischen verstecken wollten, und an ihrer Stirn, die sich in unbehaglichen Situationen in senkrechte und waagrechte Falten zugleich zieht, bis ein Faltenknäuel entsteht.

Da Denken mit Aktivierung der Gehirnchemie gleichzusetzen ist, können wir bewußt Einfluß auf die chemischen Abläufe in unserem Gehirn nehmen.

Durch Gedanken der Rache, der Feindseligkeit, der Abneigung und des Hasses bewirken die entsprechenden körpereigenen Stoffe Herzklopfen, Anstieg des Blut-

drucks, Rötung der Haut und verspannte, verzerrte Gesichtszüge. Menschen, die sich häufig mißgünstigen Gedanken hingeben, tragen durchweg einen harten und mürrischen Gesichtsausdruck, sprechen ungeduldig und zumeist mit strengem Tonfall. Ihre unguten Gedanken finden gleichfalls ihren Ausdruck in Mimik und Körperhaltung.

Jede Stimmungslage wirkt sich aus

Wie sich die Gehirnchemie der jeweiligen Stimmungslage des Menschen anpaßt und welch tiefgreifende Folgen die Ausschüttung der entsprechenden Hormone sogar auf das Immunsystem hat, konnten Wissenschaftler der Universität Los Angeles bei gesunden Menschen nachweisen. In einem aufschlußreichen Experiment stellten mehrere Schauspieler auf der Bühne durch Monologe, Mimik und Gebärden jeweils einen Menschen in schwermütiger, tieftrauriger

Ärger und Feindseligkeit schaden uns nicht nur in psychischer Hinsicht, sondern auch in physischer.

Gemütsverfassung dar, dann einen in ärgerlicher, aggresiver Stimmung und anschließend einen anderen in glücklicher, fröhlicher Laune. Das Ergebnis der Blutuntersuchungen spricht für sich: Nach Stimulation mit Phytohämagglutinin (Oberflächenantigene bestimmter Virusarten) stieg die Teilungsrate von Immunzellen nach der Darstellung der glücklichen Stimmung unverzüglich an, während sie bei der depressiven, oder ärgerlichen

Stimmung sofort sank. Je stärker sich die Schauspieler mit ihrer Rolle identifizierten, desto bemerkenswerter war der Unterschied. Deutlicher kann man den Einfluß selbst kurzer Stimmungsänderungen auf das Immunsystem nicht demonstrieren.

Denken Sie sich glücklich

Was hindert uns daran, es den Schauspielern nachzumachen? Im selben Augenblick, in dem wir denken: „Ich bin glücklich", überträgt ein chemischer Botenstoff dieses Gefühl, das für viele von uns in einer Welt voller Hektik und Materialismus so schwer zu fassen ist, auf das limbische System, welches für unsere emotionalen Reaktionen verantwortlich ist. Diese Zentrale des endokrinen und vegetativ nervalen Regulationssystems veranlaßt die vermehrte Ausschüttung „froher" Botenstoffe, die sich in Windeseile in unserem Körper verteilen. So erfährt jede Zelle in unserem Organismus von unserer glücklichen Stimmung und darf sich mitfreuen.

Erinnern wir uns immer wieder daran: Der Mensch spiegelt das wider, was er in seinem Verstand aufzeichnet.

Üben Sie sich darin, „Gehirnchemie" zu betreiben. Erschaffen Sie das Bild eines selbstbewußten, lebensfrohen Menschen. Im gleichen Augenblick, in dem Sie sich mit der Idee identifizieren, die Sie zu verwirklichen wünschen, sobald Sie also in Ihrem Verstand das Leitbild aufzeichnen, dem Sie gleichen wollen, aktivieren Sie die schöpferischen Kräfte Ihres Unterbewußtseins.

◆ Verzeihen befreit die Seele
– ein Kapitel für Menschen mit gestörtem Eßverhalten

Häufig sind die auslösenden Faktoren für ein gestörtes Eßverhalten in den Lebensbedingungen der Betroffenen zu suchen oder in psychischen Traumen, die ihnen nicht bewußt sind.

Was auch immer der Psychotherapeut aufdeckt oder in der Selbsthilfegruppe zutage tritt, welche lang zurückliegenden Umstände und welche Personen die Ursache für Ihr gestörtes Eßverhalten sein könnten, hat sicherlich seine Richtigkeit. Es macht jedoch keinen Sinn, in Selbstmitleid oder im Nachtragen zu verweilen. Sie haben nun Kenntnis davon, wer Ihr momentanes Befinden verursacht hat, doch fortwährendes Klagen und Nachsinnen darüber, unterbindet Ihre Gesundung und Ihre Weiterentwicklung. Das Beste, was Sie für Ihr Gemüt gegenwärtig tun können, ist, diesen Personen von Herzen zu verzeihen und die Verantwortung für Ihre heutige Situation voll und ganz zu übernehmen. Das Verzeihen wird Ihnen das Tor öffnen, Ihre Sucht im Heute und Jetzt im richtigen Licht zu sehen. Wenn Sie weiterhin an der Maxime festhalten, „Mir geht es schlecht, weil der- oder diejenige daran Schuld hat", versperren Sie sich den Weg

Ein aus vollem Herzen erteiltes Verzeihen hat etwas außerordentlich Befreiendes – denken Sie an die entsprechenden Neurotransmitter, die daraufhin unverzüglich in Aktion treten.

in eine glücklichere Zukunft. Der Schlüssel zur Lösung Ihres Dilemmas liegt allein in Ihrem Inneren. Wer kann mehr für Sie tun als Sie selbst? Fassen Sie den Entschluß, sich nicht mehr als das machtlose Opfer zu betrachten, dem irgendwann einmal übel mitgespielt wurde und das daher mit Fug und Recht die Verantwortung für sein Unglück dem Verursacher lebenslänglich anlasten darf. Niemand kann Macht über Sie ausüben, außer Sie lassen es zu. Ihr Ehepartner, Ihre Eltern, Geschwister oder Freunde werden sich gewiß nicht ändern, um Ihrem Wunschbild zu entsprechen. Doch Sie können Ihre Einstellung ihnen gegenüber ändern. Sie müssen nicht deren Wunschbild gerecht werden, sondern nur Ihrem eigenen.

Es liegt in Ihrer Hand, ob sie sich von Ihren Gedanken hinabziehen lassen zu Mißbefinden und Unlust oder ob Sie sich beflügeln lassen zu Wohlbefinden und Ausgeglichenheit.

Wenn Sie die Macht, das heißt die Verantwortung für Ihr Leben und Ihre Verhaltensweise selbst in die Hand nehmen, werden Sie imstande sein, innere Harmonie zu erzeugen und sich aus dem Gefängnis Ihrer Sucht zu befreien. Sie wissen, wie Sie die Ausschüttung froher Botenstoffe in Gang setzen können. Fangen Sie unverzüglich damit an, die chemischen Prozesse in Ihrem Gehirn „anzukurbeln". Formen Sie vor Ihrem inneren Auge das Bild eines selbstsicheren, lebensbejahenden Menschen und geben Sie ihm als lebendes Faksimile in Ihrem künftigen Leben Ausdruck.

Unser Geist hat zwei Aspekte

Der Prozeß lebenslangen Lernens beginnt für uns schon vor der Geburt. Bereits im Mutterleib lernen wir die Stimme der Mutter kennen, – das ist der Grund weshalb die Stimme der Mutter das schreiende Baby schneller beruhigen kann als die Stimme anderer Menschen. Als nächstes lernen wir, unsere Bezugspersonen wahrzunehmen, Stimmen zu unterscheiden, Gegenstände zu erkennen und unsere Muskeln zu gebrauchen. Wir lernen zu denken und zu sprechen, wir besuchen die verschiedenartigsten Bildungsstätten, um unseren Geist zu schulen und sammeln Erfahrungen; wir erweitern ständig unser Bewußtsein, unseren bewußten Geist.

Der vernunftbegabte Geist beansprucht nur zehn Prozent unserer Gehirnfunktionen. Sie drücken sich in Gestalt von Ideen aus oder in Gedanken, denen wir bewußt und gezielt bestimmte Impulse geben können.

Im Vergleich dazu ist der weitaus überwiegende Teil, der unbewußte Geist, ein ungezähmter Gefährte sondergleichen. Er stellt Psychologen oft vor die schier unlösbare Aufgabe, psychisch kranke Menschen aus der Gefangenschaft ihrer im Unterbewußtsein angestauten und unverarbeiteten Probleme zu befreien.

Der Schlüssel zu großartigen Fähigkeiten

Die Hauptaufgabe unseres Unterbewußtseins besteht im Speichern von Eindrücken und Erfahrungen. Ein Klaviervirtuose trifft spontan und mit schwindelerregender Geschwindigkeit die richtigen Tasten, der Gitarrist zupft mit ebensolcher Geschicklichkeit und Fingerfertigkeit die richtigen Saiten. Der geübte Tennisspieler hält blitzschnell den Schläger in genau der günstigsten Position in der Hand, die nötig ist, den Ball zu treffen. Jahrelanges fleißiges Üben machen derartige Kunstfertigkeiten zur Routine, die kein bewußtes Nachdenken mehr erfordert. Die erstaunliche Gewandtheit, die wir bei Sportlern oder Musikern bewundern, resultiert aus ihrer Fähigkeit, sich mit Hilfe der Gewohnheit in meisterhafter Weise der Geist-Körper-Koordination zu bedienen.

Im Laufe unseres Lebens haben wir uns gewisse Denkmuster und Verhaltensweisen, erfreuliche und unerfreuliche, zugelegt und sie tief in unserem Unterbewußtsein gespeichert.

Täglich wiederkehrende Verrichtungen wie Duschen, Haarekämmen, Rasieren und Ankleiden sind ebenfalls eingeübte Gewohnheiten, die störungsfrei ablaufen, während wir uns in unserem bewußten Geist vielleicht schon längst mit den Problemen des Alltags oder des Geschäftslebens abgeben.

Zeit unseres Lebens sickert tagtäglich unendlich viel aus dem Bewußtsein in unser Unterbewußtsein. Hauptsächlich sind es Gewohnheiten und Handlungen, die wir abrufen können, ohne bewußt zu überlegen.

Zum großen Teil vermitteln unserem Unterbewußtsein die Personen unseres Umfelds, Eltern, Großeltern, Lehrer, Erzieher, Geschwister, Ehepartner, Freunde, Arbeitskollegen und viele mehr, über welche Situationen des Alltags wir uns freuen dürfen oder über welche wir uns gefälligst zu ärgern haben. Im Erwachsenenalter erkannten wir vielleicht das eine oder andere Verhaltens- oder Denkmuster

als falsch oder als lästig, jedoch es loszuwerden, war das nächste Problem.

Heute paßt es nicht zu unserem Wunschbild: Ein Mensch mit innerer Balance, der sein Leben in vollkommener Harmonie mit sich und der Welt verbringt.

Wie entsteht innere Balance?

Auch Menschen, die ihr Leben lang unglücklich und unzufrieden waren, können mit ein wenig Arbeit an sich selbst innere Balance und vollkommene Harmonie erreichen. Sie müssen sich nur bewußt werden, daß alle Kräfte und Fähigkeiten, die einen Umschwung in ihrem Leben herbeiführen könnten, niemals von außen kommen. Der Schlüssel zum Wandel liegt allein in ihrem Inneren.

Die im Unterbewußtsein gespeicherten Verhaltens- und Denkmuster sind keineswegs unabänderlich verankert. Wenn wir innere Balance und vollkommene Harmonie erzeugen wollen, so müssen wir unverzüglich damit beginnen, unseren unbewußten Geist methodisch zu lenken. Es steht in unserer Macht, ihn in seiner Routine zu ändern und ihn mit solcherlei neuen Mustern und Gewohnheiten zu programmieren, die wir uns ganz gezielt selbst aussuchen.

Die folgende kleine Geschichte ist ein Paradebeispiel par excellence, wie ein im Unterbewußtsein gespeichertes Verhaltensmuster in einer bestimmten Situation zutage treten und augenblicklich Pulsfrequenz und Blutdruck in die Höhe treiben kann:

Sie befinden sich auf dem Weg zur Arbeit und fahren mit Ihrem Auto auf die Verkehrsampel einer großen Straßenkreuzung zu. Sie sind überzeugt, daß Sie während dieser Grünphase die Ampel noch passieren können. Ihr Vordermann wird nun Ihrer Ansicht nach immer langsamer, was in Wirklichkeit nur den Anschein hat, da Sie in Ihrer Hektik schneller geworden sind. Es kommt, was kommen muß: Der Vordermann schafft es gerade noch, die Kreuzung zu überqueren, als Sie jedoch die Ampel erreichen, schaltet sie bereits auf gelb. Grund genug für Ärger und Wut. Ihre Stirn runzelt sich in Falten, Ihr Rücken verspannt sich, Sie schlagen mit der Faust aufs Steuerrad und machen Ihrem Ärger Luft. Ein Verhalten, das Sie mit Sicherheit irgendwann bei einem anderen gestreßten Menschen abgeschaut und als Verhaltensmuster in Ihr Unterbewußtsein eingespeichert haben. Sie haben gelernt: In dieser Situation ist Ärger angesagt, basta!

Nun ist jedoch der Zeitpunkt gekommen, Ihren unbewußten Geist mit einer neuen Eingabe zu beeinflussen, mit einer Angewohnheit, die Ihre innere Balance sichert und Ihren besorgten, gestreßten Gesichtsausdruck verscheucht: Sie fahren in angemessener Geschwindigkeit auf jede Ampel zu, ohne Erwartungshaltung, ob die Grünphase für die Überquerung der Kreuzung noch andauern wird oder nicht. Schaltet die Ampel auf rot, so lehnen Sie sich gelassen in Ihrem Sitz zurück und geben sich während der kleinen Fahrtunterbrechung der Entspannung hin. Beobachten Sie Ihr ruhiges Ein- und Ausatmen, nehmen Sie das gleichmäßige Strömen Ihres Atems wahr. Mit Sicherheit trägt dieses Verhalten dazu bei, den Arbeitstag in gelöster Haltung zu beginnen. Diese und jede andere neue Gewohnheit sollte bewußt ständig wiederholt werden und mit wohltuenden Gedanken verbunden sein, dann werden Sie sich jedes neue Verhaltensmuster nach einiger Zeit mühelos zu eigen machen. Sobald Sie eines Tages feststellen, daß Ihre Reaktionen spontan erfolgen, dürfen Sie sicher sein, daß sich die neue Angewohnheit in Ihr Unterbewußtsein eingenistet hat. In dieser Weise kultiviert, regen alle neuen Angewohnheiten die gesamte Geist-Körper-Struktur unweigerlich an, innere Balance sowie Harmonie und Eintracht mit dem gewohnten Umfeld zu entwickeln. Eignen Sie sich neue Gewohnheiten gelöst und ohne Druck an und lassen Sie sich Zeit mit dem schrittweisen Faksimilieren Ihres Leitbildes, das Sie zu verkörpern wünschen. Der Effekt dieser Technik wird von Woche zu Woche, von Monat zu Monat für Sie und andere Menschen in Ihrem Umfeld wahrnehmbar: Sie sind auf dem besten Wege, die in Ihnen schlummernde Persönlichkeit voll zu entfalten.

Die im Unterbewußtsein gespeicherten Verhaltens- und Denkmuster können wir positiv beeinflussen.

Eine wunderbare Unterstützung sind leicht nachzuvollziehende Entspannungsübungen, die Streß abbauen.

Mit Geduld und Beharrlichkeit ist es möglich, das Unterbewußtsein mit neuen Verhaltensmustern zu beeinflussen.

Was verstehen wir unter Streß?

Wenn Sie als Karierrefrau oder – mann an Ihrem Schreibtisch ein wichtiges Telefonat führen, während auf der anderen Leitung ein nicht minder wichtiges Gespräch auf Sie wartet, gleichzeitig ein unangemeldeter Geschäftspartner eine dringende Angelegenheit mit Ihnen besprechen möchte und obendrein Ihre Sekretärin anklopft, um Sie daran zu erinnern, daß es höchste Zeit ist, zu einer Konferenz aufzubrechen, und Sie nicht mehr wissen wo Ihnen der Kopf steht – oder wenn Sie als Hausfrau oder -mann in Hektik kommen, weil der Handwerker, der den tropfenden Wasserhahn reparieren soll, eine Sintflut ausgelöst hat, die Kinder nicht zu bändigen sind und Sie keine Ahnung haben, wie Sie die Mahlzeit für die Familie rechtzeitig auf den Tisch bekommen sollen, Ihnen also die Aufgaben über den Kopf wachsen, weil alles möglichst zugleich erledigt werden muß, so wird dieser Zustand bekanntermaßen als Streß bezeichnet. Professor Hans Selye, kanadischer Mediziner und Streßforscher, entwickelte 1950 die Lehre vom Streß und vom Adaptionssyndrom (Anpassungsreaktion des Organismus auf krankmachende Reize). Er definiert Streß so: „In der Medizin verstehen wir unter

Die einen Menschen begegnen turbulenten Situationen mit Gelassenheit, die anderen bekommen Schweißausbrüche und Herzklopfen. Woran liegt das?

Streß verschiedenartige Reize und Schädigungen, die auf den Organismus einwirken können, sowie die Antwort auf diese Belastungen oder Stressoren."

Alle auf das Gehirn einwirkenden Sinnesreize werden im Hippocampus verarbeitet. Der Hippocampus ist eine Ansammlung von Nervenzellen des limbischen Systems, das im besonderen Maße für unsere Emotionen verantwortlich ist. Hier befindet sich sozusagen die Zentrale für die Beurteilung eintreffender Informationen. Je nach Bewertung werden von hier aus die beiden Gehirndrüsen Hypothalamus und Hypophyse angeregt, die entsprechenden Neurotransmitter (Botenstoffe) und Hormone auszuschütten, die in uns ein Glücksgefühl auslösen, oder solche, die uns in innere Unruhe, Angst oder Depression versetzen.

Im Hippocampus wird die Entscheidung getroffen, ob wir Ereignisse oder Dinge, die wir sehen, hören oder fühlen, als streßvoll empfinden, ob sie uns ängstigen oder erfreuen.

Der beste Ausweg, belastenden Streß zu vermeiden, wäre selbstverständlich, Situationen und Einflüssen aus dem Weg zu gehen, von denen wir wissen, daß sie für uns streßvoll sind. In einigen Fällen ist dies realisierbar, in den meisten nicht. Vermutlich haben nur wenige den Traumjob, wo die Arbeit das reine Vergnügen ist!

Wir haben jedoch ein Werkzeug, Streß besser zu handhaben, wenn nicht sogar von uns abprallen zu lassen: die Faksimile-Technik.

Faksimilieren Sie Gelassenheit

Wir waren unser Leben lang fähig, neue Gewohnheiten einzuüben, bis sie ihren festen Platz im Unterbewußtsein gefunden hatten, weshalb sollten wir in unserem Verstand nicht auch einen neuen Umgang mit Streß faksimilieren können!

Dauergestreßte Menschen malen sich im voraus aus, wie der nächste Arbeitstag mit Aufgaben gespickt sein wird, die bis Feierabend kaum zu bewältigen sind, wie ein Termin den anderen jagen wird, oder wie Berge von Hausarbeit und dazu die Kinderbetreuung den kommenden Tag bis zur Erschöpfung anfüllen werden. Durch diese Erwartungshaltung, die ebenfalls Streß bedeutet, geht die Fähigkeit verloren, die wohlverdiente Freizeit am Abend und am Wochenende entspannt und unbeschwert zu genießen.

Ein großer Stellenwert im Streßempfinden kommt unserer Erwartungshaltung zu.

Sie werden sich sagen: die Arbeit und die Aufgaben sind da, sie müssen alle erledigt werden, daran führt kein Weg vorbei. Das ist völlig richtig. Sie haben jedoch die Wahl, ob Sie Ihre Aufgaben mit Verdrossenheit und Widerwillen ausführen oder mit Fröhlichkeit. Sprengen Sie die Fesseln Ihrer geistigen Bevormundung, die Ihnen einredet, welche Dinge als unangenehm zu betrachten sind. Freuen Sie sich lieber auf das Gefühl der Befriedigung, das sich nach Erledigung unliebsamer Arbeiten einstellt, und sogleich erfolgt die Ausschüttung passender Neurotransmitter, die Ihre Stimmung anheben. Auf diese Weise können Sie sogar Freude an einer Arbeit entwickeln, die Ihnen gewöhnlich unangenehm erscheint.

Sie wissen, daß Sie Ihre Arbeiten schon immer geschafft haben. Was an einem Tag nicht zu erledigen war, mußte eben zugunsten einer dringenderen Tätigkeit auf den nächsten verschoben werden, nicht wahr? Die Welt ging deshalb keineswegs unter.

Nehmen Sie den Arbeitstag in Gleichmut an, und was auch immer auf Sie zukommen mag: Gehen Sie an Ihre Aufgaben mit Freude heran, und mit dem Bewußtsein, daß Sie bisher schon immer alles bewältigt haben.

Vermeidbarer Streß vermindert Lebensqualität

Legen Sie Ihre volle Konzentration auf den ersten Arbeitsgang, der zu erfüllen ist, ohne sich mit verstohlenen Seitenblicken auf den nächsten schon wieder selbst in Streß zu versetzen. Sie können ohnehin keine zwei Arbeiten gleichzeitig erledigen, also vollenden Sie eine nach der anderen mit Ruhe und Gleichmut und gewöhnen Sie sich ab, in Gedanken zu zählen und zu sortieren, wieviel noch auf Erledigung wartet. Diese ungute Angewohnheit wird eher Ihre Herzfrequenz beschleunigen als Ihr Arbeitstempo.

Eine besonnene Arbeitsweise können Sie sich zur Gewohnheit machen, wie jede andere Verhaltensweise auch, doch sie wird

Sie werden erkennen, daß es zumeist nicht die Arbeit selbst ist, die Ihnen Streß verursacht, sondern die Angst davor, sie nicht bewältigen zu können.

vielleicht etwas langsamer in Ihr Unterbewußtsein sickern, wenn sie ein ausgesprochener Workaholic sind. Je nach Intensität Ihres Streßempfindens bedarf es wochenlangen, wenn nicht sogar monatelangen Übens mit der Faksimile-Technik, um sich den täglichen Aufgaben mit Gelassenheit, sogar mit Freude zu stellen, statt durch überflüssigen Streß Lebensqualität zu verlieren. Nach einer gewissen Zeit können Sie nach Feierabend das Nachsinnen über die Probleme des Tages und die Anspannungen leichter abschütteln und Ihre Freizeit dadurch besser genießen. Binden Sie Ihr Wunschbild in den Alltag ein, indem Sie es sich so oft wie möglich vor Augen führen. Richten Sie Ihre Verhaltensweise danach

Wie jede andere Verhaltensweise auch, können wir uns eine besonnene Arbeitsweise zur Gewohnheit machen.

aus. Am wirkungsvollsten werden Sie jedoch Ihr Wunschbild faksimilieren, wenn Sie aus dem Alltagsstreß herausgefunden haben.

In tiefer Ruhe versinken

Die neue Gewohnheit, die Sie faksimilieren wollen, um Ihrem Wunschbild eines ruhevollen Menschen zu entsprechen, nämlich die Haltung der Gelassenheit, können Sie sich am besten zu Hause aneignen, indem Sie sich in einen Zustand vollkommener Entspannung und Ruhe versetzen.

Sicherlich haben Sie schon von einigen Entspannungstechniken gehört oder gelesen, die Menschen zu Ruhe und innerer Ausgeglichenheit verhelfen, wie Autogenes Training, Kontemplation oder Meditation. Dies sind hervorragende Methoden, die von zahlreichen Spitzensportlern, Schauspielern, Sängern und Politikern mit Erfolg angewendet werden, um die Konzentration zu erhöhen und um das Lampenfieber zu vertreiben.

Sie können in mehrwöchigen Kursen erlernt werden.

Ich möchte Sie im Kapitel „Geben Sie Ihren Gedanken eine Aufgabe", S. 90 jedoch mit einer Versenkungsübung bekanntmachen, die Sie sofort nachvollziehen können, und die durch die folgende Übung zur Beruhigung des Atemrhythmus eingeleitet wird.

Versenkungs- und Entspannungsübungen verhelfen uns dazu, Streß gelassener zu begegnen.

Widmen Sie sich Ihrem Selbst

Ein Viertelstündchen der Muße, in dem Sie sich ganz Ihrem Selbst widmen können, ist alles, was Sie brauchen, um Ihren Alltagsstreß abzuschütteln und um Energie aufzutanken für den nächsten Tag. Gönnen Sie sich dieses kleine Weilchen nach dem Abendessen, während die Familie vielleicht im Wohnzimmer vor dem Fernseher sitzt. Verwenden Sie eine dunkle Augenbinde – noch besser ein Kräuter-Augenkissen – und machen Sie es sich in einem Sessel bequem.

Zunächst lenken Sie 3 Minuten lang Ihre Aufmerksamkeit auf Ihre Atmung. Oft atmen wir unter Streß zu oberflächlich, was zu verschiedensten Beschwerden wie

Kopfschmerzen oder sogar zu Beklemmungen in der Brust führen kann. Diese Atemübung, eine uralte bewährte Technik aus der Yogalehre, lenkt mühelos Ihre Aufmerksamkeit nach innen und verscheucht alle Sie störende Gedanken, während Sie sich dem Fließen Ihres Atems völlig hingeben.

Atmen ist der Grundrhythmus des Lebens, auf den sich alle anderen Rhythmen stützen. Deshalb führt eine gezielte Atemübung zur allgemeinen Beruhigung und Entspannung des Organismus.

Lehnen Sie sich aufrecht gegen Ihre Stuhllehne und verschränken Sie die Arme. Nun legen Sie den Daumen Ihrer rechten Hand an den rechten Nasenflügel und den Mittelfinger an den linken Nasenflügel; dabei ruht der Ellbogen auf dem linken Unterarm.

Schließen Sie die Augen und lassen Sie Ihren Atem ruhig und natürlich fließen; etwas langsamer und tiefer als gewöhnlich, jedoch ohne übertrieben tiefe Atemzüge.

- Atmen Sie ein.
- Drücken Sie das rechte Nasenloch mit dem Daumen sanft zu und atmen Sie dabei gleichzeitig durch das linke Nasenloch aus.
- Atmen Sie dann wieder durch das linke Nasenloch ein.
- Schließen Sie das linke Nasenloch mit dem Mittelfinger und atmen Sie durch das rechte Nasenloch aus.

Dieser fließende Rhythmus ist außerordentlich angenehm und Sie werden seine beruhigende Wirkung sehr schnell fühlen. Halten Sie nie den Atem an und zählen Sie nicht, wie viele Sekunden Sie einatmen oder ausatmen. Derartige Praktiken laufen konträr zum Sinn dieser Übung, denn Pranayama wird dem Körper erlauben, den Atemrhythmus selbst zu finden.

Konzentrieren Sie sich voll auf die strömende Atemluft. Lauschen Sie in sich hinein wie sich Ihre Lungen mit Leben und Energie füllen und wie die verbrauchte Luft ruhig und gleichmäßig aus der Nase entweicht. Genießen Sie das sanfte Gleichmaß Ihrer Atmung, solange Sie möchten. Möglicher-

Die Übung wird Ihnen helfen, Ihre innere Balance wieder herzustellen.

weise genügen Ihnen an manchen Tagen allein zehn bis fünfzehn Minuten mit dieser Atemübung, um sich vom Alltagsstreß zu befreien und um Ihr inneres Gleichgewicht wiederzufinden.

Als Einstimmung auf die folgende Übung, die dem Streßabbau und der Entspannung dient und auch der Vorbereitung für die Faksimile-Technik, sollten Sie die Atemübung etwa drei Minuten lang ausführen, denn es ist ein großer Vorteil, wenn der Atemfluß bereits zur Ruhe gekommen ist.

Geben Sie Ihren Gedanken eine Aufgabe

Viele Menschen, die schon autogenes Training, Meditation oder ähnliche Versenkungspraktiken versucht haben, wissen, daß oft dabei die Gedanken im Kopf schwirren wie Bienen in einem Bienen-

(siehe dazu: Gesunde Atemwege von Ortrud Kenngott, Hädecke Verlag)

korb, und daß sie sich von akuten Problemen und Konflikten kaum lösen können. Bei unserer Versunkenheit ist das anders, denn wir geben unseren Gedanken eine Aufgabe, die sie in angenehme Bahnen lenken. Wir machen uns das Prinzip zunutze: Wir können uns immer nur einem einzigen Gedankengang konzentriert widmen. Nach der Übung werden Sie sich entspannt fühlen; der Kopf wird frei. Sie haben Abstand zu den Dingen bekommen, die Sie vorher so sehr beschäftigten oder über die Sie sich eventuell ärgern mußten. Sie sehen alles aus einem anderen Blickwinkel, in einem anderen Licht. Auch diese Übung führen Sie aufrecht sitzend durch. Die Hände liegen locker im Schoß,

Manches Problem ist nach der Versenkungsübung nicht mehr so bedeutend, da Sie es nun im Zustand der Entspannung und Ruhe betrachten können.

die Füße stehen auf dem Boden. Legen Sie sich ein Kräuterkissen (gibt es speziell für die Augen im Kräuterladen) über die Augen und binden Sie es mit einem Tuch fest. Die Kräuter und die absolute Dunkelheit wirken sich wohltuend auf die Augen aus und fördern die Entspannung. Wenn Sie sicher sind, nicht einzuschlafen, dürfen Sie auch liegend üben. Sie können jedoch nur im Wachzustand lernen, ihre Gedanken im Zaum zu halten und in die Bahnen zu lenken, die Sie bestimmen.

◆ Ihr Lieblingsspaziergang...

Nun zu der Aufgabe für Ihre Gedanken: Stellen Sie sich beispielsweise Ihren Lieblingsspaziergang im Wald vor oder an einem gurgelnden Bach, am Ufer eines Sees oder auf einem Bergpfad. Unter dieser Vorstellung ist nun nicht gemeint, daß Sie sich einfach nur eine Landschaft vor Augen führen, denn im Handumdrehen wären Ihre Gedanken wieder genau dort, von wo wir sie doch verscheuchen wollen. Nein, genießen Sie Schritt für Schritt, was die Welt Ihnen bietet, erfreuen Sie sich an dem, was um Sie herum vorgeht.

Lassen Sie vor Ihrem inneren Bildschirm ein schönes Erlebnis wie in einem Film ablaufen und genießen Sie die Entspannung.

Stellen Sie sich einen wundervollen Meeresstrand vor. Riesige Kokospalmen säumen das Ufer. Sie schlendern gemächlich über den feinen Sand und weichen immer wieder den Ausläufern der anrollenden Wellen aus. Kleine Krebse huschen über den Sand und entziehen sich den greifenden Händen durch schnelle Flucht ins rettende Wasser. Aus der Ferne hören Sie das Donnern der Wellen, die sich am Riff brechen. Die untergehende Sonne färbt die Wölkchen am Horizont rosarot und verleiht dem Meer ein eigenartiges Leuchten. Sie hören die heiseren Schreie der Möwen und sehen, wie sie elegant über den Wellen segeln, auf der Suche nach

Je lebendiger Sie sich Ihr Ferienerlebnis vor Augen führen, desto intensiver ist die Tiefenentspannung.

vorwitzigen Fischen, die sich zu nahe an die Oberfläche wagen. Als Sie an einer nahe dem Wasser stehenden Palme vorbeikommen, schwingt sich aus ihrer Krone mit sanften Flügelschlägen ein leuchtend weißer Reiher empor. Mit ausgebreiteten Schwingen schwebt er über den Palmen dahin und Sie verfolgen ihn mit den Augen, bis er sich wieder im grünen Blätterdach verliert. Nun setzen Sie sich in den warmen Sand, umschlingen Ihre nackten Beine mit den Armen. Sie fühlen wie der laue Abendwind Ihre Haut und Ihr Haar umspielt. Der Himmel leuchtet inzwischen in vielen wunderschönen Rottönen. Sie blicken auf das Meer hinaus und genießen in Ruhe den Sonnenuntergang.

...oder Ihr Wohnbereich

Falls Sie sich einen Spaziergang, einen Stadtbummel, eine Bootsfahrt oder ähnliches nicht bildlich genug vorstellen können, so daß sich Ihre Gedanken immer wieder selbständig machen wollen, sind wahrscheinlich etwas greifbarere Bilder für den Anfang besser für Sie geeignet.

In völliger Dunkelheit sitzen Sie wieder aufrecht in Ihrem Sessel. Stellen Sie sich ganz plastisch Ihr gemütliches Wohnzimmer vor und betrachten Sie der Reihe nach alle Gegenstände des Zimmers. Fangen Sie mit der Wand links neben der Türe an. Rufen Sie sich das Muster der Tapete ins Gedächtnis, und welche Bilder an der Wand hängen. Überlegen Sie sich wie die Rahmen aussehen und was auf den Bildern dargestellt ist. Durchforschen Sie Zentimeter für Zentimeter der Wand. Fahren Sie fort mit den weiteren Wänden. Betrachten Sie genau die Türen, die Fenster, die Vorhänge, die Farben und das Design der Vorhänge. Mustern Sie ganz genau jedes Möbelstück, das an der Wand steht, und wie die Bücher, Vasen und andere Dinge in den Regalen angeordnet sind. Holen Sie sich die Form Ihrer Sitzgruppe vor Augen, tasten Sie jede Rundung und Falte ab und zeichnen Sie das Muster des Bezuges nach. Gehen Sie über zum Fußboden und besichtigen Sie Ihren Teppich und versuchen Sie sich an jede Einzelheit der Ornamente zu erinnern. Zum Schluß kontrollieren Sie die Beleuchtungskörper an der Decke und im übrigen Zimmer. Erfreuen Sie sich an jedem einzelnen Gegenstand, genauso wie Sie sich daran erfreuten, als Sie ihn mit Liebe aussuchten und kauften. Sie werden feststellen, daß Sie Ihr Zimmer gerne mehrere Tage nacheinander im Geiste betrachten und daß Sie auf diese Übung immer wieder mit Behagen zurückkommen werden. Auf solche Weise können Sie sich jeden Tag einen anderen Raum Ihrer Wohnung vornehmen, oder Sie unterziehen Ihr Lieblingsrestaurant einer Musterung, oder Sie betrachten rundum Ihr Auto von innen und außen. Es gibt viele Möglichkeiten.

Die Einrichtung Ihres Wohnzimmers aus dem Gedächtnis erfordert hohe Konzentration. Sie macht Spaß und lenkt wirksam von Alltagsproblemen ab.

Führen Sie die Übungen gründlich und langsam durch. Die Zeit wird Ihnen wie im Fluge vergehen, Ihre Nerven beruhigen sich, Ihr Blutdruck (nur der erhöhte) und die Pulsfrequenz sinken meßbar ab, Ihre Gedanken besänftigen sich, Sie fühlen sich rundum wohl.

So faksimilieren Sie Ihr Wunschbild

Dies ist nun der richtige Zeitpunkt, mit dem Faksimilieren Ihres Leitbildes – des ausgeglichenen, unerschütterlichen Menschen, der durch nichts aus der Ruhe zu bringen ist – zu beginnen:

Mit völligem Gleichmut beobachten Sie sich im Geiste, wie Sie Ihren Arbeitstag völlig entspannt und gutgelaunt starten. Sehen Sie sich zu, wie Sie Ihr Büro (oder sonstigen Arbeitsplatz) betreten, Ihren Kolleginnen und Kollegen freundlich zunicken, und wie Sie sich an Ihren Schreibtisch

Beim Anziehen Ihres Mantels werfen Sie einen Blick in den Spiegel und beteuern dem netten Menschen, der Ihnen zulächelt, daß Sie ihn lieben.

setzen und Arbeitsanweisungen entgegennehmen oder austeilen, je nach Ihrer Position. Gehen Sie langsam und bedächtig in Gedanken durch, wie Sie Ihr Arbeitspensum Schritt für Schritt in Ruhe durchführen, wie sich Ihr Arbeitstag ohne Hektik abspult und wie Sie jeder Situation, auch jeder unvorhergesehenen, mit Gleichmut begegnen. In diesem Zustand der tiefen Entspannung sind Sie in der Lage, im Geiste alle unangenehmen Begebenheiten durchzuspielen, die bei Ihnen sonst Herzjagen und innere Unruhe auslösen.

Liegt Ihr Aufgabengebiet im häuslichen Bereich, so malen Sie sich ebenfalls aus, wie Sie Ihren Arbeitstag in Ruhe und mit Freude angehen. Sie freuen sich bereits beim Zubereiten des Frühstücks auf das Zusammensein mit der Familie. Sie genießen die Gemütlichkeit am Frühstückstisch, der von den Kindern schon am Abend vorher gedeckt wurde. Sobald die Familienmitglieder aus dem Haus sind und der Tisch abgeräumt ist, gönnen Sie sich eine kleine Pause. Nun stellen Sie sich vor, wie Sie mit frischer Kraft der Reihe nach die kleineren und größeren Arbeiten erledigen, wie Sie mit Umsicht einkaufen und

mit Liebe die Mahlzeiten zubereiten, wie Sie den Kindern bei den Hausaufgaben notfalls behilflich sind oder mit ihnen spielen; Sie durchlaufen im Geiste Ihr Arbeitspensum vollkommen entspannt und mit Gleichmut.

Seien Sie sich während der Imagination Ihres Arbeitstages ständig bewußt: Ich bin das; ich bin dieser Mensch, der in Ruhe und Gelassenheit seinen Aufgaben des Tages nachgeht. Sie faksimilieren im Geiste diese ruhevolle, selbstsichere Person von attraktiver Ausstrahlung, die Sie zu sein wünschen; Sie identifizieren sich mit

Bei der geringsten Vorstellung von aufkommendem Streß lenken Sie Ihre Aufmerksamkeit für einige Augenblicke auf Ihren Atem und nehmen wahr, wie er im ruhigen und gleichmäßigen Rhythmus kommt und geht.

ihr und verkörpern auf diese Weise das lebende Faksimile Ihres im Geiste kreierten Wunschbildes.

Übung macht den Meister

Genauso wie ein Maler zum Verfertigen eines überzeugenden Faksimiles des beharrlichen Trainings, des ständigen Umgangs mit dem Pinsel bedarf, müssen Sie Ihr Wunschbild, das Sie verkörpern wollen, täglich in Ihrem bewußten Verstand aufzeichnen, bis es in Ihrem Unterbewußtsein feste Verankerung gefunden hat.

Das Ziel, Ihr Wunschbild zu verwirklichen, fordert eine gewisse Disziplin. Doch sobald Sie sich auf den Weg begeben, stellen sich bald die ersten Erfolge ein.

Während Sie Ihre Fähigkeiten im Faksimilieren schrittweise verbessern, werden Sie erfahren, daß das Umsetzen in die Praxis immer erstaunlichere Ergebnisse bringt. An jedem Tag folgt für Sie die Probe aufs Exempel, bis Sie eines Tages so mühelos und spontan agieren, wie es Ihrem Wunschbild entspricht — bis Sie mit ihm eins geworden sind.

Sie finden Erfüllung in Aufgaben, die früher lästige, unüberwindbare Hürden schienen, Ihr Chef begegnet Ihnen wohlwollender, Ihre Kolleginnen und Kollegen zeigen sich umgänglicher, das Familienleben gestaltet sich harmonischer; mit anderen Worten: die Welt hat sich verändert. Nein, nicht die Welt hat sich verändert. Sie selbst haben sich verändert und eine neue angenehmere Ausstrahlung gewonnen. Die Reaktionen Ihrer Umwelt sind nichts anderes als die Reflexion auf Ihre entfaltete Persönlichkeit.

In gleichem Maße wie Sie Ihre Fähigkeiten im Faksimilieren vervollkommnen, entfaltet sich Ihre Persönlichkeit und gewinnt an Ausstrahlung.

Teil 8
Isometrik, die 6-Sekunden-Fitness

Die Haut ist eine lebendige und außerordentlich dynamische Hülle. Je jünger Sie sind und je weniger Pfunde Sie abnehmen möchten, desto leichter machen die Haut und die darunter liegenden Muskeln die Veränderungen durch die Gewichtsabnahme mit. Spätestens ab 40 aufwärts ist es vorteilhaft, durch isometrische Übungen unterstützend einzuwirken, um das Schlaffwerden des Bindegewebes und der Haut zu verhindern. Sicher sind Ihnen schon Menschen aufgefallen, die nach großem Gewichtsverlust, beispielsweise während eines Sanatoriumaufenthalts, zwar eine schlanke Figur hatten, aber das „Mäntelchen", das Gewebe, das die Figur umhüllt, wirkte eine Nummer zu groß. Dem können Sie ausgezeichnet vorbeugen, indem Sie ohne jeglichen Schweißverlust und großen Zeitaufwand – Sie können sogar dabei fernsehen – während der Periode der Gewichtsabnahme einige gezielte isometrische Übungen ausführen, die den Muskeltonus erhalten, beziehungsweise aufbauen und der Haut die Elastizität bewahren.

Was ist isometrisches Training?

Isometrisches Krafttraining wird im Gegensatz zum isotonischen Krafttraining ohne Bewegung ausgeführt. Der Muskel spannt sich an, leistet aber keine physikalische Arbeit. Heute machen sich Spitzensportler nach schweren Verletzungen diese Tatsache zunutze. Schon bald nach Operationen kann mit isometrischen Übungen begonnen werden und somit der Erschlaffung der Muskeln bei langer Heilungsphase, wie sie etwa bei Brüchen unvermeidlich ist, vorgebeugt werden. Das isometrische Training ist für jedes Alter und sogar für völlig unsportliche und untrainierte Menschen geeignet, da es ohne Vorkenntnisse leicht ausführbar ist.

Wie entwickelt sich die Kraft des Muskels?

Jedes Kind lernt beim ersten Sportunterricht, daß Training die Muskeln kräftigt und die Leistung steigert. Bei zu starkem oder zu lange andauerndem Training bieten die Erholungsphasen jedoch nicht mehr das nötige Gegengewicht. Auf fortwährende Überanstrengung reagieren die Muskeln mit Krämpfen oder Muskelkater. Wird ohne Erholungspause weitertrainiert, also übertrainiert, kann dies zu Muskelschäden führen. Verringerte Leistungsfähigkeit ist die Folge des Übertreibens.

Für unser Vorhaben – Erhaltung straffer Muskeln und festen Gewebes – ist allein der Aufbau des Muskeltonus von Bedeutung, wozu intensivierte Anspannung der betreffenden Muskeln wichtig ist. Für gesteigerte Muskelleistung haben wir in diesem Fall keine Verwendung, aber erhöhte Muskelspannung ist unerläßlich.

Der zu trainierende Muskel wird gegen Widerstand angespannt. Der Muskel arbeitet entweder gegen einen unbeweglichen Gegenstand oder gegen den Widerstand eigener antagonistischer Muskeln oder gegen unser eigenes Körpergewicht. Bei jeder Übung konzentriert man sich voll auf den arbeitenden Muskel. Bei vielen Übungen werden an manchen anderen Körperstellen zusätzlich Muskeln angespannt. Dies strengt gehörig an, deshalb müssen kleine Entspannungspausen von circa 10 Sekunden eingelegt werden.

Nachlassende Spannung ist gleichzusetzen mit schlaffem, weichem Gewebe, während hohe Spannung Muskeln und Gewebe festigt.

Was geht im Muskel beim Training vor?

Die Arbeit der Muskeln löst eine Kette von ineinander verzahnten Vorgängen aus. Beim Anspannen ziehen sich die Muskelfasern zusammen und bewirken das Auspressen von Gewebeflüssigkeit und Blut. Beim Entspannen saugt das Gewebe vermehrt Flüssigkeit an, die Blutgefäße erweitern sich und sind zur Aufnahme von größeren Mengen Blut bereit. Die Durchblutung der arbeitenden Muskeln, des umliegenden Gewebes und der Haut wird also stark gefördert. Die Arbeit der Muskeln setzt komplexe chemische Stoffwechsel-

prozesse in Gang: Schlacken werden beseitigt und die Lymphzirkulation wird angeregt, die verbesserte Durchblutung führt vermehrt Sauerstoff und Nährstoffe heran, und sie transportiert Endprodukte des Stoffwechsels ab, das kollagene Bindegewebe bleibt dadurch länger elastisch und die Zellen regenerieren bedeutend besser. Isometrisches Muskeltraining hat den Vorzug, selbst bei älteren Menschen eine derartige Steigerung des Muskeltonus zu bewirken, daß sich sogar schlaffe Haut wieder festigt und durch nachhaltige Durchblutung frischer und jugendlicher erscheint.

Massage bietet keinen Ersatz

Nur das Anspannen und Entspannen kann alle diese Vorgänge im Gewebe bewirken. Es ist deshalb leicht zu verstehen, daß die Massage keinen Ersatz bieten kann. Da sie die Muskeln nicht zur Arbeit anregt, finden in ihnen auch keine vermehrten Stoffwechselprozesse statt. Massage fördert zwar vorübergehend die Durchblutung des Gewebes, doch die Muskelfasern leiden eher darunter. Mit Ausnahme der komplizierten Massage quer zur Faser, die in der medizinischen Therapie angewendet wird, beschleunigen alle anderen Arten von Massage eher das Erschlaffen des Gewebes.

Muskelfasern, denen zuviel Ruhe gegönnt wird, werden unabwendbar erschlaffen, und ihr Tonus (die Spannung) läßt nach.

Trainingsdauer

Wie oft soll trainiert werden? Der Sportmediziner Professor Hettinger hat dieses Thema mittels Langzeitstudien eingehend erforscht. Sieben Trainingstage pro Woche und fünfmaliges Training pro Tag ergeben eine Trainingshäufigkeit von 100 Prozent und der relative Trainingseffekt beträgt dementsprechend genau 100 Prozent.

Sieben Trainingstage pro Woche und ein einmaliges Training pro Tag ergeben zwar nur eine Trainingshäufigkeit von 20 Prozent, jedoch beträgt der relative Trainingseffekt immer noch 90 Prozent. Dies ist für unsere Zwecke, für den Aufbau und die Aufrechterhaltung kräftiger Muskeln und festen Gewebes völlig ausreichend. Wir senken die Trainingshäufigkeit um 80 Prozent, verlieren aber nur 10 Prozent an Effektivität.

Wenn Sie alle Übungen am Tag durchtrainieren, ergibt das nur einen Zeitaufwand von maximal 10 Minuten, inklusive entsprechender Erholungspausen dazwischen und das Einnehmen neuer Positionen.

Die Muskeln werden dabei mit höchster Anstrengung 6 Sekunden angespannt, wobei Sie im Geiste von 21 bis 26 zählen. Anschließend legen Sie eine Pause von mindestens 10 Sekunden ein.

Was isometrisches Muskeltraining bewirkt

Wenn Sie Ihr Übungstraining konsequent einhalten, so bekommen Sie außer Ihrem erstrebten Ziel, einen strafferen Körper, noch unverhoffte Geschenke obendrein. Durch einseitige Haltung bei der Arbeit, zum Beispiel im Büro am Schreibtisch, kommt es meist zu einer Verspannung, die schwer gelöst werden kann. Durch das isometrische Training lernen die Muskeln bewußtes Anspannen, worauf bewußtes Entspannen folgt, etwas, was der untrainierte Muskel völlig verlernt hat. Die Wirkung eines zehnminütigen isometrischen Trainings ist wohltuende Entspannung! Besonders für Nacken- und Rückenpartien, die vorwiegend von Verspannungen betroffen sind, hat das Training einen hervorragenden Effekt.

So mancher Hochleistungssportler, der aufgrund seiner Kniearthrose oder geschwächter Bänder seine Aktivitäten hätte an den Nagel hängen müssen, konnte dank einer antrainierten „Muskelmanschette" weiterhin Sport betreiben.

Bereits nach zwei bis drei Wochen besitzen die trainierten Muskeln soviel Kraft, daß sie entscheidend dazu beitragen können, eine schwache Wirbelsäule oder ein defektes Kniegelenk zu stützen.

Isometrische Übungen

Worauf Sie achten müssen

Bis Sie mit den Übungen vollständig vertraut sind, rufen Sie sich vor jedem Training, zumindest in den ersten Tagen, immer wieder folgende Richtlinien ins Gedächtnis:

■ Trainieren Sie Ihre Muskeln nur, wenn sie warm sind. Am besten morgens, wenn Sie aus dem warmen Bett kommen oder abends, wenn Sie sich schon eine Stunde lang im gut temperierten Zimmer aufgehalten haben. Andernfalls laufen Sie ein paar Minuten lang auf der Stelle, bis Ihnen warm ist.

■ Lesen Sie die Übungsanweisungen nochmals gründlich durch, als wäre es zum ersten Mal.

■ Bemühen Sie sich immer wieder aufs Neue, das Training noch mehr zu vervollkommnen.

■ Widmen Sie Ihre Aufmerksamkeit den aktivierten Muskeln und dem darüber liegenden Fleisch.

■ Spannen Sie nie abrupt an, sondern ganz langsam und weich. Sechs Sekunden lang (21 – 26 zählen) die Höchstspannung so stark wie möglich durchhalten. Dann anschließend sanft entspannen und mindestens 10 Sekunden lang in entspannter Haltung pausieren. Langsames An- und Entspannen ist besonders wichtig, da andernfalls die Muskelfasern Schaden nehmen können.

■ Versuchen Sie bei jedem Anspannen so normal wie möglich weiterzuatmen. Tiefes Durchatmen ist während der 6 Sekunden Höchstanstrenung natürlich nicht möglich; halten Sie jedoch weder die Luft an, noch pressen Sie den Atem aus.

---

1. Übung

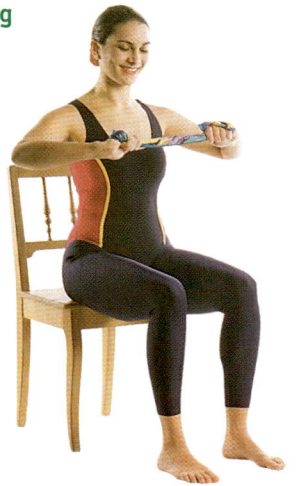

Schulter-Arm-Nacken-Rücken-Brust-Bauchpartien

■ Sie sitzen aufrecht auf einem festen Stuhl.

■ Winden Sie die Enden eines gefalteten Hand- oder Geschirrtuchs um Ihre beiden Hände und heben Sie die Arme bis in Schulterhöhe, Handrücken nach oben.

■ Ziehen Sie den Bauch ein und versuchen Sie mit beiden Händen mit aller Kraft, das Tuch zu zerreißen.

- Die volle Kraft 6 Sek. lang anhalten.
- Sanft entspannen.

Sie werden bemerken, wie sich alle oben angeführten Partien anspannen, der Rücken sogar bis hinunter ins Gesäß.

Führen Sie ein andermal die Übung ohne Baucheinziehen aus und Sie werden spüren, daß sich dann unterhalb der Tail-le überhaupt nichts tut. Das Baucheinziehen bewirkt bei allen Übungen, wo es vorgeschlagen wird, daß außer den Bauchmuskeln auch die Muskulatur des Gesäßes und teilweise der Taille betätigt wird. Wenn Sie die Übung im Stehen ausführen, werden Sie bemerken, daß sich die Kraft vom Rücken bis in Richtung Gesäß verringert.

2. Übung

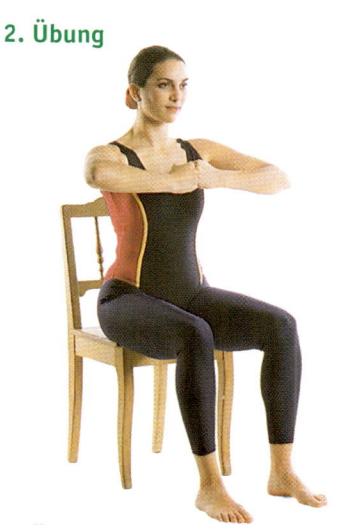

3. Übung

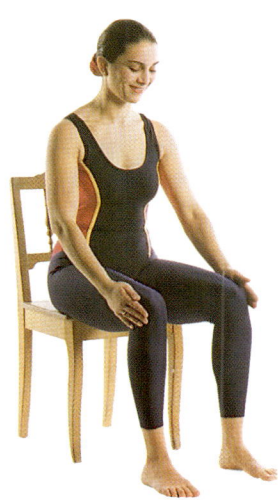

Schulter-Arm-Nacken-Rücken-Brust-Bauchpartien

- Sie sitzen wieder auf einem Stuhl.
- Legen Sie die Fäuste so aneinander, daß die Daumen oben liegen, und heben Sie die Arme bis in Schulterhöhe.
- Ziehen Sie den Bauch ein und pressen Sie mit aller Kraft die Fäuste aneinander.
- Höchstmöglichen Druck 6 Sekunden anhalten.
- Langsam entspannen.
- Wechseln Sie täglich mit Ü1 ab.

Arm-Schulter-Rücken-Gesäß-Beinpartien

- Setzen Sie sich auf die Kante eines Stuhls. Suchen Sie sich die Sitzgelegenheit aus, bei der Ihre Oberschenkel möglichst in der Waagrechten sind; Sie können einen Ausgleich schaffen, indem Sie Bücher unter die Füße legen
- Die Knie spreizen Sie hüftweit auseinander. Bauch einziehen.
- Legen Sie die Hände an die Außenseite der Knie und drücken Sie mit aller Kraft die – unnachgiebigen – Beine nach innen.
- Höchste Anstrengung 6 Sek. anhalten.
- Weich nachlassen.

4. Übung

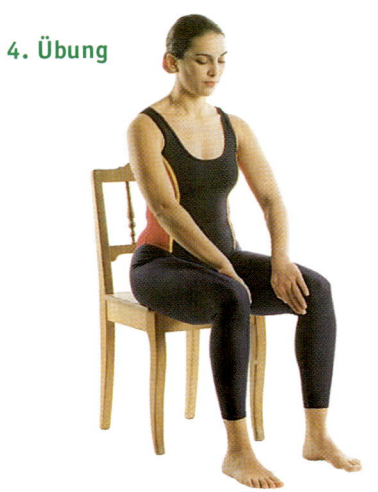

Arm-Schulter-Rücken-Gesäß-Beinpartien

- Gleiche Position wie bei der 3. Übung. Bauch einziehen.
- Legen Sie die Handflächen an die Innenseite der Knie.
- Gegen den Widerstand der Beinmuskulatur nach außen drücken.
- Die volle Spannung 6 Sek. halten.
- Sanft nachgeben.
- Wechseln Sie täglich mit Ü 3 ab.

---

5. Übung

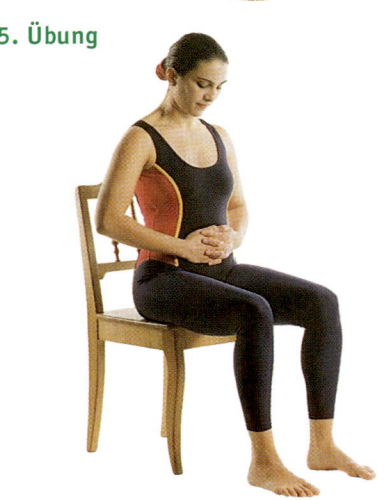

Taille-Bauch-Gesäß-Rückenpartien

- Sie sitzen mit gestrecktem Rücken und Kreuz auf einem Stuhl.
- Legen Sie die gefalteten Hände auf den Bauch.
- Pressen Sie die Pobacken zusammen und drücken Sie mit aller Kraft die Bauchmuskeln nach vorne gegen den Widerstand der Hände.
- Höchste Anstrengung 6 Sek. halten.
- Weich nachlassen.

---

6. Übung

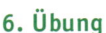

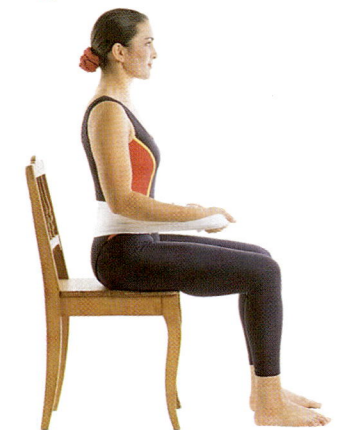

Taille-Bauch-Gesäß-Rückenpartien

Bei dieser Übung arbeiten die Bauchmuskeln in die entgegengesetzte Richtung.

- Gleiche Position wie bei Ü5.
- Legen Sie ein gefaltetes Handtuch über Ihre Wirbelsäule von unterhalb der letzten Rippe bis fast zur Gesäßspalte.
- Pobacken zusammenpressen. Ziehen Sie das Handtuch 6 Sek. mit aller Kraft und mit beiden Händen nach vorne gegen den Widerstand der Bauchmuskulatur.
- Weich nachgeben.
- Wechseln Sie täglich mit Ü5 ab.

7. Übung

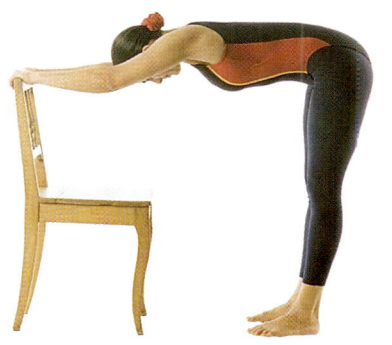

Trainiert Rumpf-Brust-Bauch-Oberschenkelpartien

- Legen Sie die Hände auf eine Stuhllehne.
- Senken Sie den gestreckten Oberkörper in die Waagerechte und ziehen Sie den Bauch ein.
- Drücken Sie nun mit höchster Kraftanstrengung die Stuhllehne nach unten.
- 6 Sekunden lang mit voller Anspannung ausharren.
- Weich lockern.

8. Übung

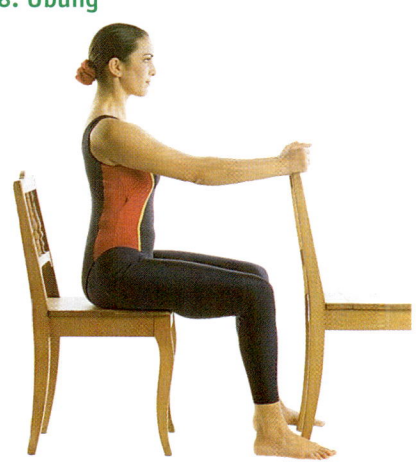

Trainiert die Brust-Oberarm-Rumpfseitenpartien

- Setzen Sie sich aufrecht vor einen Tisch oder Stuhl.
- Legen Sie die Fäuste bei gestreckten Armen auf die Tischplatte, Daumenseite nach oben.
- Pressen Sie die Fäuste gegen den Widerstand der Tischplatte nach unten.
- 6 Sekunden lang mit höchster Kraftanstrengung pressen.
- Langsam nachgeben.

9. Übung

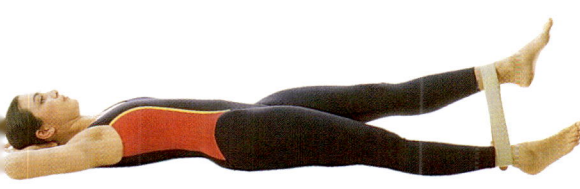

Trainiert die Oberseite der Oberschenkel

- Legen Sie einen etwa 80 cm weiten Gürtel um Ihre Fesseln.
- Rücklings auf den Boden legen.
- Die Beine ausstrecken, Hände unter dem Kopf falten.
- Linke Ferse fest in den Boden stemmen.
- Heben Sie das rechte gestreckte Bein mit voller Kraft gegen den Widerstand des Gürtels an.
- Höchstanspannung 6 Sek. anhalten.
- Sanft nachlassen.
- Wechseln Sie die Beinstellung und wiederholen Sie die Übung.

10. Übung

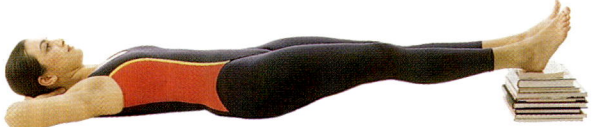

Trainiert die Unterseite der Oberschenkel

- Legen Sie sich auf den Boden und legen Sie bei gestreckten Beinen die beiden Fersen auf einen etwa 30 cm hohen Bücherstoß oder auf ein festes Polster.
- Die Fersen gegen den Widerstand der Unterlage mit höchster Kraft nach unten drücken. Wer viel Kraft im Oberschenkel hat, macht die Übung jeweils nur mit einem Bein.
- 6 Sek. die Höchstanspannung anhalten.
- Sanft entspannen.

11. Übung

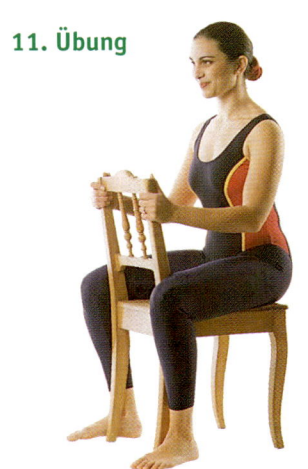

Trainiert die Innenseite der Beine und Gesäßpartien

- Setzen Sie sich aufrecht so auf einen Stuhl, daß die Innenseiten der Unterschenkel an den Stuhlbeinen anliegen.
- Pressen Sie die Pobacken zusammen und drücken Sie Ihre Unterschenkel mit aller Kraft gegen die Stuhlbeine.
- Volle Kraftanstrengung 6 Sek. lang durchhalten.
- Langsam nachgeben.

12. Übung

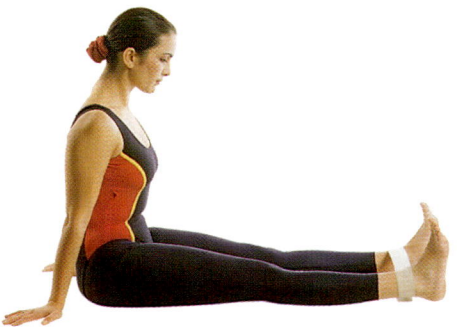

Trainiert die Außenseite der Beine und Gesäßpartien

- Setzen Sie sich auf den Boden.
- Legen Sie einen circa 80 cm weiten Gürtel um Ihre Fesseln.
- Pobacken zusammenpressen und die gestreckten Beine mit höchster Anstrengung gegen den Widerstand des Gürtels auseinanderspreizen.
- Volle Kraftanstrengung 6 Sek. lang durchhalten.
- Langsam nachgeben.

13. Übung

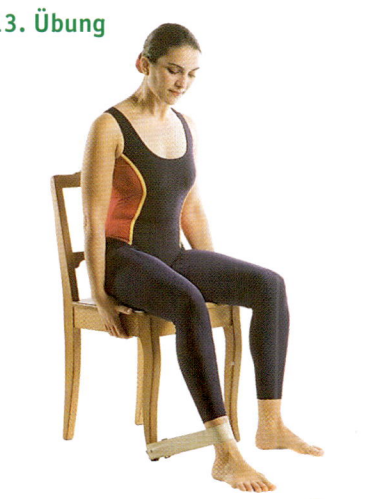

**Trainiert die Oberseite der Unter-
und Oberschenkel**

- Legen Sie den Gürtel um das linke
  Stuhlbein und um die linke Fessel.
- Setzen Sie sich gerade auf den Stuhl.
- Schieben Sie mit aller Kraft das linke
  Bein nach vorne.
- Volle Anspannung 6 Sek. halten.
- Weich lockern.
- Wiederholen Sie die Übung mit dem
  rechten Bein.

---

14. Übung

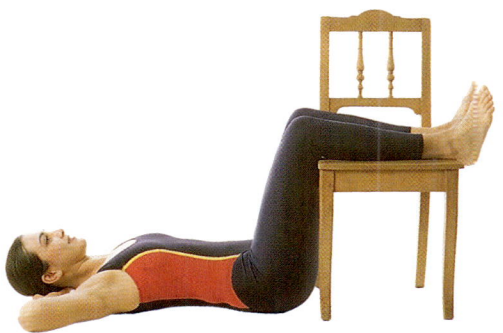

**Trainiert die Unterseite der Unter-
und Oberschenkel**

- Sie liegen rücklings auf dem Boden.
- Legen Sie Ihre Unterschenkel auf die
  Stuhlfläche.
- Pressen Sie mit aller Kraft die Unter-
  schenkel gegen die Stuhlfläche.
- 6 Sekunden lang Höchstanspannung
  anhalten.
- Sanft entspannen.

---

15. Übung

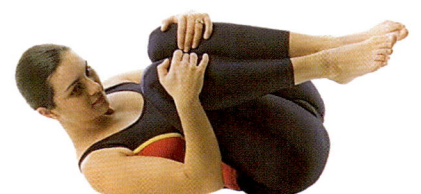

Eine Sonderübung für Po und Hüften

Dies ist weder eine isometrische noch eine sonstige Kraftübung. Sie verfolgt allein den Zweck unliebsamen Fettpölsterchen auf den Hüften zu Leibe zu rücken.
Ihre Wirkung beruht auf der Antipathie
von Fett gegen Druck. Sie ist eine altbe-
kannte, hochwirksame Yogaübung.

- Legen Sie sich auf den Boden, Unter
  schenkel mit den Händen umfaßt.
- Nun rollen Sie über Ihre Problemzone n
  von einer Seite auf die andere (ca. 20
  mal und mehr).

Teil 9
Vitalnahrung – delikat und kunterbunt

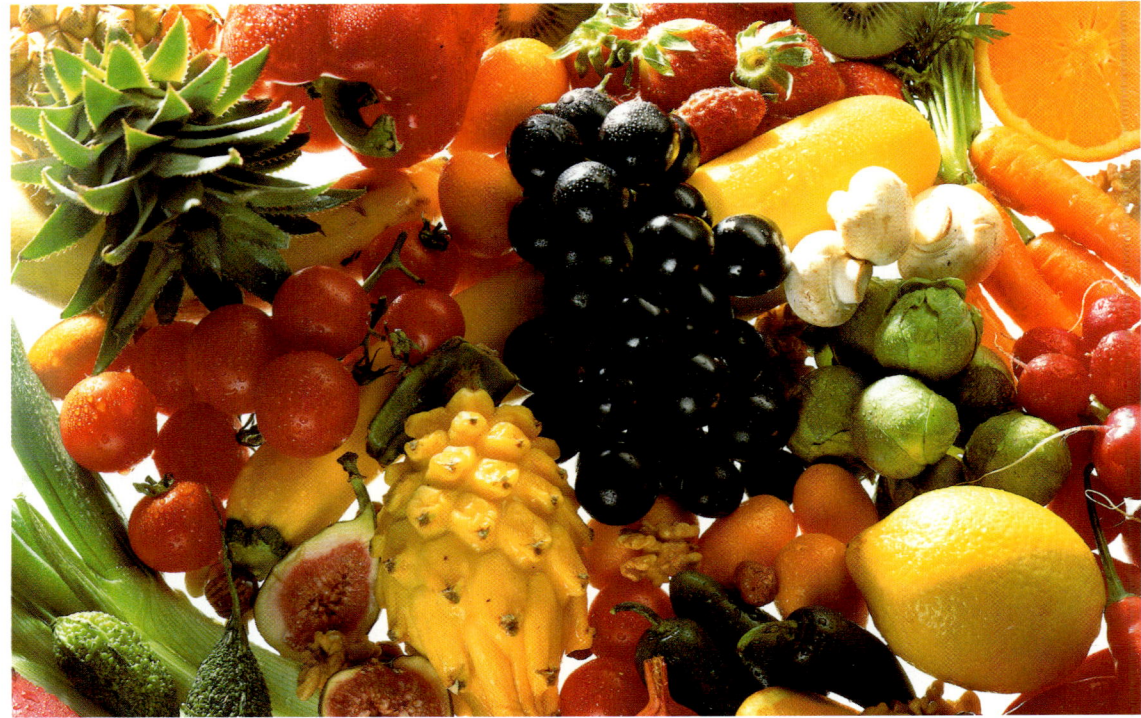

In den Rezepten verwendete Abkürzungen
- EL = Eßlöffel
- TL = Teelöffel
- ML = Meßlöffel
- MS = Messerspitze
- g = Gramm
- l = Liter
- ml = Milliliter

Mischgewürze wie Pikata, Delikata und Delifrut sowie das Bindemittel Biobin erhalten Sie im Reformhaus oder Naturkostladen. In verschiedenen Rezepten finden in geringen Mengen sogenannte denaturierte Nahrungsmittel Verwendung, z.B. Cornichons und Oliven aus dem Glas sowie Meerrettich, Senf und Tomatenmark aus der Tube. Im Gegensatz zu einer Dose Mischgemüse, welche eine komplett denaturierte Mahlzeit darstellt und daher den Körper nicht mit den notwendigen Vitalstoffen versorgt, werden die oben genannten Zutaten lediglich als Gewürze für vitalstoffreiche Gerichte verwendet. Dieser verschwindend kleine Anteil an denaturierten Lebensmitteln bringt keine gesundheitlichen Nachteile.

Aufgeschlossenes Getreide
Fermentiert oder gekeimt

◆ Gerichte, Pürees und Pasteten

Jede Getreidesorte hat ihre spezifische Zusammenstellung an essentiellen Aminosäuren (Eiweißbausteinen), Vitaminen, ungesättigten Fettsäuren und Mineralstoffen. Deshalb ist es von Vorteil abzuwechseln oder/und zu mischen: Weizen, Roggen, Hafer, Dinkel, Gerste gemischt mit Buchweizen, Reis, Mais oder Hirse. Überzeugen Sie sich jedoch unbedingt von der Keimfähigkeit Ihres Getreides, indem Sie 100 Körner von einer Sorte zum Keimen bringen. Spülen Sie sie in einem Sieb und geben Sie die feuchten Körner in eine Untertasse, die Sie mit einer Plastikfolie gut abdecken. Diesen Vorgang wiederholen Sie 2 Tage lang früh und abends. Zeigt sich bei mehr als 5 Körnern kein Keim, dann sind sie tot; lassen Sie sich das Paket ersetzen.

Eine Getreidemühle oder ein Mahlwerk zur vorhandenen Küchenmaschine darf in der Vollwertküche nicht fehlen, denn das Getreide sollte unmittelbar vor der Verwendung gemahlen oder geschrotet werden. Kleine Mengen, beispielsweise für das Vital-Müsli können Sie auch in einer alten Kaffeemühle mahlen, mit dem Pürierstab des Handmixgerätes oder im Mixbecher Ihrer Küchenmaschine. Bei den Nüssen verhält es sich mit den Vitalstoffen wie beim Getreide; auch sie variieren von Sorte zu Sorte. Deshalb sollte stets ein kleiner Vorrat an verschiedenen Nüssen für Abwechslung sorgen. Menschen, die Kauprobleme haben, mahlen ihre Nüsse mit dem Handmixgerät oder im Mixbecher.

Getreidemühlen sind hierfür nicht geeignet, denn fetthaltiges Mahlgut verklebt das Mahlwerk.

Eiweißgehalt in Sahne und Butter

Sahne und Butter enthalten nur Spuren von Eiweiß, deshalb wirken sich die in den Rezepten angegebenen Portionen beim „Eiweißfasten" nicht nachteilig aus.

Fett- und Eiweißgehalt in Sahne und Butter		
	Fett	**Eiweiß**
Süße Sahne	36%	2.2%
Sauerrahm	18%	2,9%
Crème fraîche	38%	2,0%
Butter	83%	0,7%

◆ Das Keimen von Getreide und Samen

Sie erhalten im Naturkostladen praktische Keimgeräte, worin Sie in drei übereinanderliegenden Schalen gleichzeitig verschiedene Sorten von Getreide und/oder Samen und Hülsenfrüchten keimen lassen können. Getreidekeimlinge sind am zartesten, wenn der Keim die Länge des Korns erreicht hat. Verwendung: Vital-Müsli, Salate, Brot und Brotaufstriche. Verwenden Sie nur Produkte aus dem Biolandbau.

Getreide: Buchweizen, Dinkel, Gerste, Hafer, Mais, Reis, Roggen, Weizen.

Hülsenfrüchte: Linsen, gelbe Sojabohne Kichererbse, Mungbohne.

Samen: Bockshornklee, Luzerne, Rettich, Senf, Sesam.

Die Keimlinge werden zusammen mit den gequollenen Samen, Getreidekörnern oder Hülsenfrüchte verzehrt.

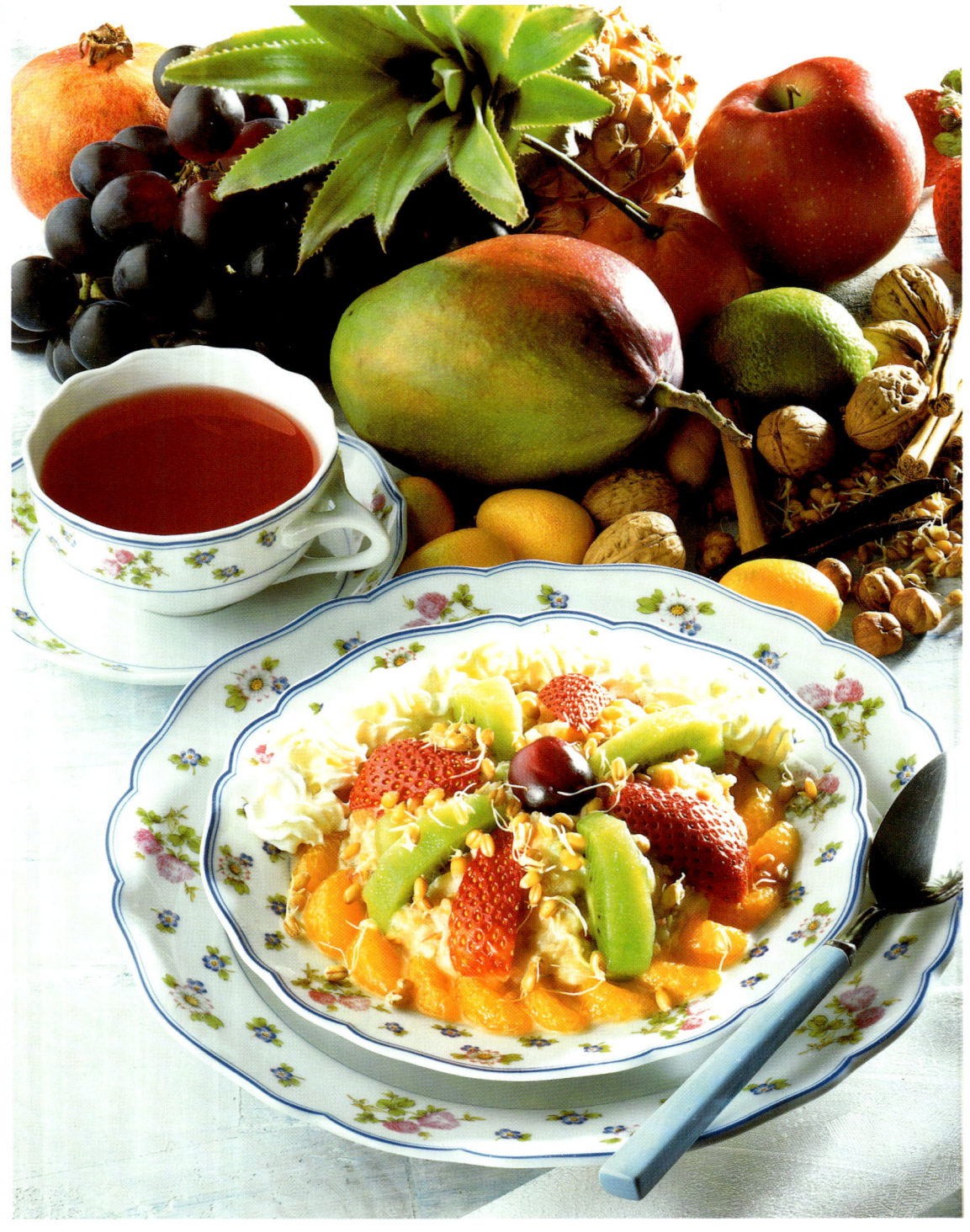

Vital-Müsli

Vital-Müsli

Rezept für eine Person

Mit Getreidekeimlingen

50 g Getreide wie auf Seite 105 beschrieben zum Keimen bringen. Oder

Mit fermentiertem Getreide

50 g frischgeschrotetes Getreide mit kaltem Wasser zu einem weichen Brei anrühren und über Nacht 5–12 Stunden lang einweichen.

2	EL	Zitronensaft in eine kleine Schüssel geben und
1/2		Apfel hineinreiben.
1		kleingeschnittene Orange,
1	EL	ohne Fett angeröstete Sonnen- blumen- oder Kürbiskerne (auf Vorrat rösten),
20	g	grobgehackte Mandeln und/oder Nüsse nach Wahl und die Keim- linge (oder Getreidebrei) dazuge- ben.
1		zerdrückte Banane mit
2	EL	Sahne im Handmixgerät verquir- len und untermischen,
1	TL	Honig hinzufügen (falls nötig), mit Anis, Zimt oder Bourbon- Vanillepulver würzen.

- Die Früchte verleihen dem Müsli eine erstaunliche Süße, so daß das Süßen mit Honig kaum nötig ist.
- Geben Sie je nach Jahreszeit noch so viel weiteres Obst dazu wie Sie möchten. Garnieren Sie zur Freude der Augen mit Sahnehäubchen, Kiwi, Mandarinen, Beeren, Kirschen oder Zwetschgen. Verwenden Sie aber kein Trockenobst (hochkonzentrierte Kohlenhydrate!).

Das Vital-Müsli ist eine Schatztruhe an Vitalstoffen (siehe dazu auch S. 39). Um z.B. die gleiche Menge Vitamin B$_1$ (Aneurin = Nervenvitamin) zu erhalten wie im Vital-Müsli, müßte man jeweils die angegebene Portion der unten genannten Nahrungsmittel essen:

1000 g Camembert
450 g Rotbarsch
200 g Vollkornbrot
1000 g Emmentaler
500 g Rinderfilet
1000 g Brot aus Feinmehl

◆ Pikante Pürees und Pasteten aus frischem, aufge- schlossenem Getreide

Selbst hergestellte Pürees und Pasteten können es geschmacklich nicht nur mit jeder Wurst oder jedem Käse aufnehmen, sie übertreffen diese sogar an Aroma und Vielfalt. Sie sind im Nu angerührt – der Zeitaufwand ist geringer, als der Gang zum Metzger – und sie halten sich im Kühlschrank einige Tage. Sie können sogar größere Portionen herstellen, auf kleine Behälter verteilen und im Tiefkühlschrank mehrere Wochen aufbewahren. So haben Sie immer Vorrat zu Hause für unerwarteten Besuch.

Die Pürees und Pasteten passen ausgezeichnet zu gebackenen Kartoffeln, Salat, Vollkorn-Toastbrot oder Vollkornbrot.

◆ Grüne Pistazien-Pastete

100 g	zimmerwarme Butter schaumig rühren,
50 g	feingemahlene Pistazien,
50 g	eingeweichten (5 Std.), feingeschroteten Dinkel,
1-2 TL	Meerrettich,
1 TL	mittelscharfen Senf,
1/2 EL	feingeschnittene Cornichons,
1	kleine, feingeschnittene Zwiebel,
1-2 EL	Küchenkräuter: Schnittlauch, Petersilie, Basilikum, Liebstöckel usw. unterrühren.
	Mit Kräutersalz, Pfeffer und Pikata abschmecken.

◆ Rotes Paprika-Püree

80 g	Crème fraîche mit
1/2 EL	Tomatenmark und etwas Sahne cremigrühren.
50 g	geschroteten, eingeweichten Hafer oder 50 g kleingehackte Weizenkeimlinge und
150 g	feingewürfelte rote Paprika-schote untermischen.

■ Mit süßem Paprikapulver, Vollmeer-salz, Pfeffer und Pikata würzen.

■ In kleine gelbe Paprikahälften füllen und mit Kresse garnieren.

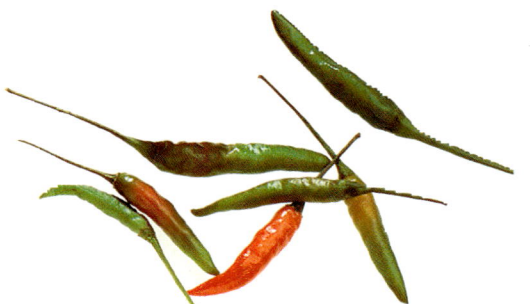

◆ Graue Kräuter-„Leberwurst"

100 g	Wasser mit 1 Lorbeerblatt, 2 Wacholderbeeren, 2 Nelken und 10 Pfefferkörnern aufkochen und 15 Minuten ziehen lassen.
80 g	Brühe abmessen und heiß über
50 g	feingeschroteten Grünkern gießen; mindestens 30 Minuten lang quellen lassen.

In der Zwischenzeit

125 g	Butter schaumig schlagen und
3 TL	Thymian,
2 TL	Rosmarin,
8 TL	Majoran, alle gerebelt und
1	kleine, feingehackte Zwiebel,
1-2 TL	Kräutersalz und etwas Pfeffer unterrühren.

■ Anschließend den abgekühlten Grün-kernbrei untermischen.

◆ Kräuter-Püree

25 g	Dinkel schroten und einweichen wie beim Vital-Müsli oder
50 g	kleingehackte Getreidekeimlinge verwenden.
80 g	Crème fraîche unterrühren,
1 EL	gekeimte Luzerne sowie
2 EL	kleingewürfelte Cornichons und reichlich kleingehackte Kräuter wie Petersilie, Basilikum, Dill dazugeben.
	Mit Pikata, Pfeffer und Kräuter-salz würzen.

■ Das Püree in ausgehöhlte Tomaten-hälften füllen und zu grünem Salat oder Vollkornbrot servieren.

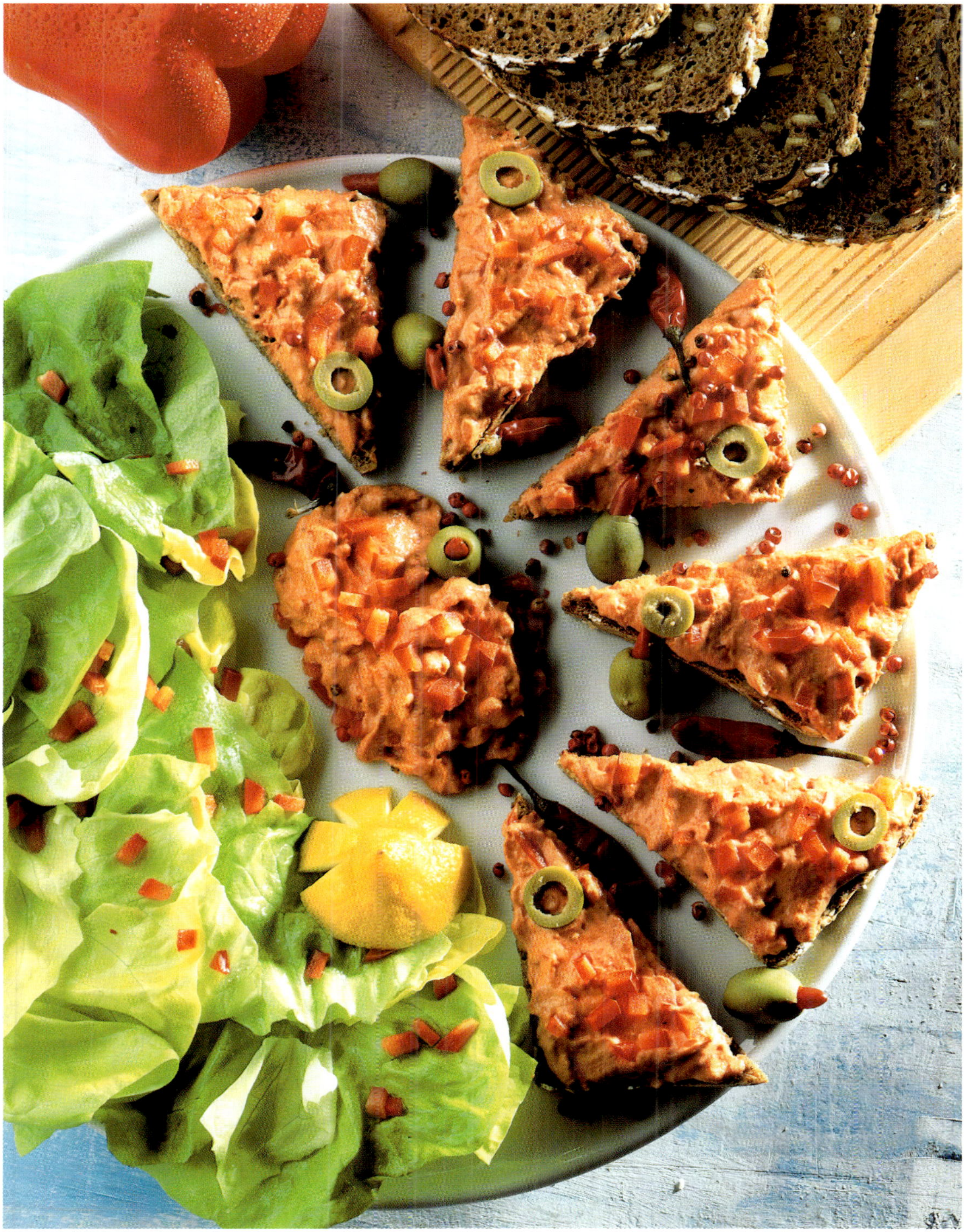

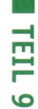

Dreikorn-Gewürzbrot, S. 111, mit rotem Paprika-Püree

Rote Chili-Pastete

100 g	Butter mit
1-2 EL	Tomatenmark schaumig schlagen.
1/2-1	kleine feingeschnittene Chilischote,
100 g	kleingeraffelte Karotten,
1	kleine, feingehackte Zwiebel und
1 EL	gerebelte Kräuter wie Liebstöckel, Kerbel, Dill und Basilikum, unterrühren.
	Mit Kräutersalz, Delikata und Pikata abschmecken.

Weißes Walnuß-Püree

80 g	Crème fraîche mit etwas Sahne cremigrühren.
100 g	grobgemahlene Walnüsse,
50 g	kleingehackte Weizenkeime,
1/4	durch die Presse gedrückte Knoblauchzehe und
1 EL	kleingeschnittenes Basilikum untermischen.
	Mit Kräutersalz, Pfeffer und Delikata würzen.

Weizenvollkorntoast

500 g	frischgemahlenes Weizenvollkornmehl,
380 g	zimmerwarmes Mineralwasser,
1	gestrichener TL Vollmeersalz,
40 g	Hefe,
40 g	weiche Butter,
2 TL	Honig.

- Das Weizenmehl in die Schüssel der Küchenmaschine geben und in der Mitte eine Kuhle bilden. Von dem Wasser 100 g abnehmen, die Hefe darin auflösen und in der Kuhle mit etwas Mehl zu Brei verrühren. Mehl darüberstreuen und 15 Minuten gehen lassen. Die übrigen Zutaten hinzufügen und 10 Minuten lang kneten. Die Schüssel mit einem Tuch abdecken und den Teig 20 Minuten gehen lassen. Den aufgegangenen Teig nochmals kurz durchkneten, in eine gefettete Kastenform füllen und noch einmal 20 Minuten gehen lassen.

- Die Kastenform auf die zweite Schiene von unten in den kalten Backofen schieben; eine Schale mit Wasser auf den Backofenboden stellen. Den Toast zuerst 20 Minuten bei 220° C und dann 30 Minuten bei 180° C backen.

- Das heiße Toastbrot auf ein Gitter kippen und vor dem Anschneiden ca. 24 Stunden ruhen lassen.

Sauerteigbrot

Herstellung des Natursauerteigs

- 100 g frischgemahlenen Roggen in einem verschließbaren Glas mit lauwarmem Leitungswasser zu einem weichen Brei verrühren.

- An einem warmen Ort ca. 2 Tage stehen lassen, bis der Brei sauer riecht und Blasen bildet. Deckel täglich 1-2 mal kurz öffnen.

- An 3-4 Tagen hintereinander dem Brei jeweils 2 Eßlöffel Roggenmehl hinzufügen und etwas Wasser dazugeben.

- Nach etwa 8 Tagen ist der Sauerteig fertig zum Brotbacken. Er hält sich im

Kühlschrank einige Monate. Auch wenn er schon grau aussieht, ist er noch verwendbar.

■ Backt man Brot, behält man vom Vorteig immer ca. 4 Eßlöffel zurück und fängt einige Tage vor dem erneuten Backen wieder zu „füttern" an (siehe oben).

◆ Dreikorn-Gewürzbrot

Vorteig

600 g	frischgemahlenes Roggenvollkornmehl,
750 g	warmes Wasser,
6-8	Eßlöffel Sauerteig.

■ Das Mehl und den Sauerteig in eine große Schüssel geben und das Wasser unterrühren. Diesen Teigansatz bei ca. 22° C Raumtemperatur mit Folie abgedeckt mindestens 12 Stunden stehenlassen.

Hauptteig

800 g	Weizenvollkornmehl,
700 g	Hafer- oder Gerstenvollkornmehl,
40 g	Vollmeersalz,
250 g	Leinsamenschrot,
250 g	Sonnenblumenkerne,
1 l	Wasser.

Gewürze ganz oder gemahlen

3	TL	Bockshornkleesamen,
3	TL	Koriander,
3	TL	Fenchel,
3	TL	Kardamom,
3	TL	Kümmel.

■ Alle Zutaten in eine große Schüssel geben, den Vorteig und das Wasser daruntermengen und das Ganze 10 Minuten lang gut durchmischen und -kneten. Anschließend mit einer angefeuchteten Folie abgedeckt 1 1/2 Stunden lang bei ca. 30° C gehen lassen, bis sich der Teig annähernd verdoppelt hat.

■ Noch einmal kurz durchkneten, in gefettete Kastenformen füllen oder Brote formen und nochmals mit Folie abgedeckt 30 – 50 Minuten gehen lassen. Die Oberfläche der Brote mit Wasser befeuchten und Sesam oder Kümmel darüberstreuen.

■ Man schiebt das Blech mit den Broten auf der untersten Schiene in den auf 250° C vorgeheizten Backofen und stellt auf den Boden eine feuerfeste Schale mit kochendem Wasser.

■ Zuerst 20 Minuten lang bei 250° C backen, dann 60 Minuten bei 190° C und 10 Minuten Nachhitze (abgeschalteter Backofen).

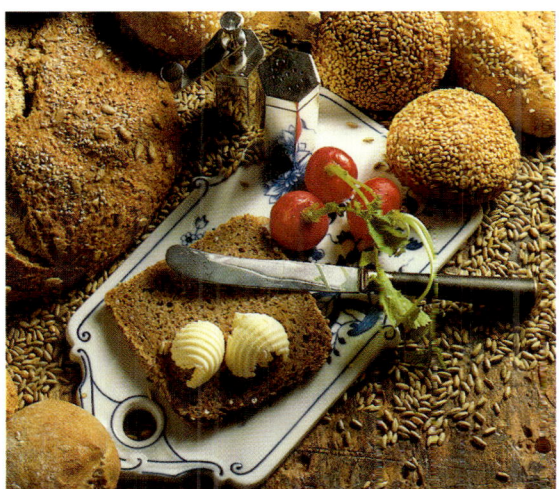

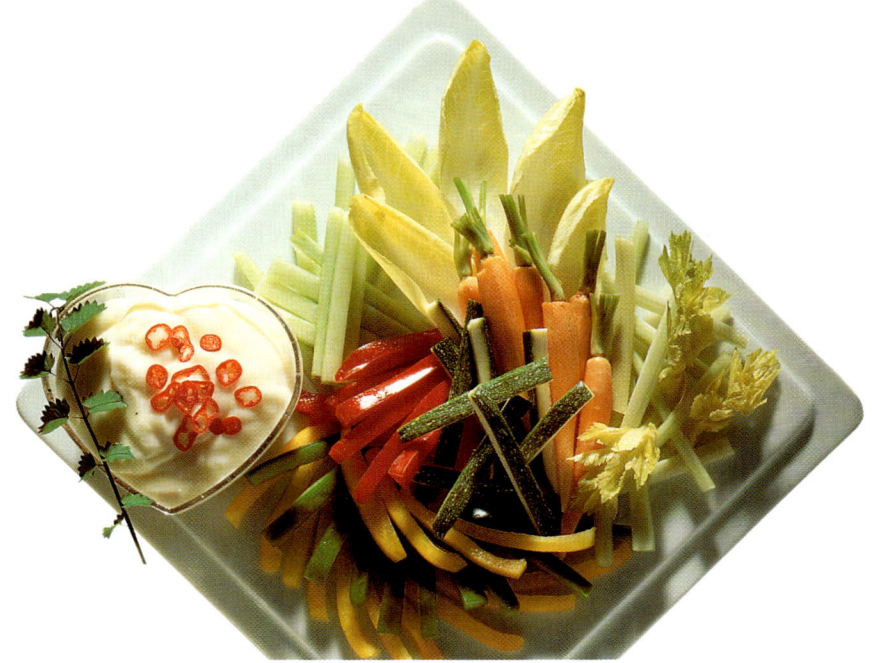

Kunterbunte Frischkost

Rohkostsalate können aus nahezu allen Gemüsesorten zubereitet werden, außer aus Kartoffeln, grünen Erbsen und grünen Bohnen; andere Bohnen können Sie gekeimt essen. Das Gemüse wird nur gewaschen, beziehungsweise naß abgebürstet. Nur Schwarzwurzeln, Kohlrabi, Spargel, und den Strunk von Brokkoli und Sellerie müssen Sie schälen. Hartes Gemüse wie Blumenkohl, Brokkoli, Fenchel schneidet man fein, Wurzelgemüse wie Kohlrabi, Karotten, Rettich, werden auf der Gemüseraffel gestiftelt. Kohlsorten werden in Streifen geschnitten (oder gehobelt) und Blattsalate zerpflückt.

Für Ihre Gemüsesalate lassen sich jeweils 2 unter der Erde gewachsene Sorten und 2 über der Erde gewachsene hervorragend kombinieren. So werden Sie mit allen Vitalstoffen, die zur Gewichtsreduktion verhelfen, überreichlich versorgt. Ob Sie die Sorten als Mixsalat genießen oder sie einzeln anrichten, bleibt Ihnen überlassen.

◆ Bunte Salatteller erfreuen das Auge

Auch das Auge ißt mit. Stellen Sie deshalb Ihre Salate so zusammen, daß Sie immer verschiedene Farben kombinieren z. B. :
rot-grün-weiß: rote Paprikaschote, Rosenkohl, Kohlrabi und Sellerie oder
gelb-grün-weiß: gelbe Paprikaschote, Feldsalat, Karotten und Rettich.

Neue Zusammenstellungen ergeben immer wieder neue Geschmacksrichtungen und durch unterschiedliche Saucen bringen Sie nochmals interessante Nuancen ein, mal süßlich, mal pikant. Scheuen Sie sich nicht, auch Früchte in den Salaten zu verwenden. Sparen Sie an Salz und würzen Sie statt dessen mit vielen Kräutern und Gewürzen wie es Ihrem Geschmack entspricht.

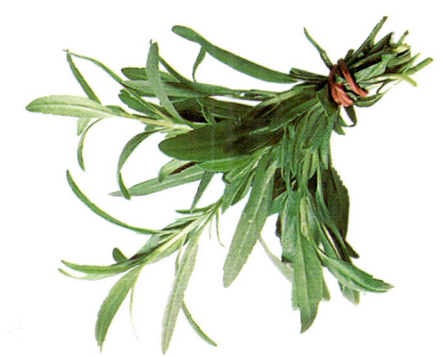

◆ Köstliche Gemüse-kombinationen, vitalstoff-reich und kunterbunt

Feldsalat, Radieschen, gelbe Paprika und Rote Bete; Spinat, Karotten, Äpfel und Sellerie; Mangold, Zwiebeln, Tomaten und Kohlrabi; Brokkoli, Topinambur und Chicorée; Chinakohl, grüne Bohnen (vorgedünstet), Schwarzwurzeln und Karotten; Rettich, Tomaten, Karotten, Rosenkohl und Mais; Radicchio, Weintrauben, Gurke, Karotten und Fenchel; Weißkohl, Birnen, Karotten, Sellerie und Zwiebeln; Sauerkraut, Ananas, Gurke, Karotten und Zwiebeln; Sellerie, Äpfel, rote Paprika, Mais und Mangold;

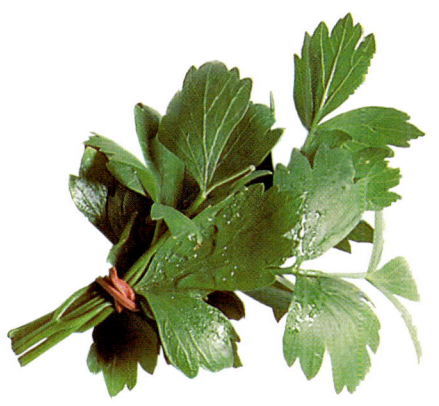

Rote Bete, Äpfel, Meerrettich, grüner Salat; Rotkohl, Äpfel, Rosenkohl, Topinambur und Sellerie; Staudensellerie, Fenchel, Weintrauben, grüne Paprika, Karotten und Schwarzwurzeln; Sellerie mit Ananas; Chinakohl mit Mandarinen; Endivie mit Kiwi; Fenchel mit Ananas; Blumenkohl mit Bananensauce.

Versuchen Sie sich selbst an diversen Mischungen und kreieren Sie neue Kombinationen.

◆ Saucen auf Vorrat sparen Zeit

Die Sauce sollte immer schon bereitstehen, wenn der Salat zubereitet wird, daher ist es von Vorteil, stets Grundsauce zur Verfügung zu haben. Stellen Sie mit Apfelessig oder Zitrone, Öl, Kräutersalz und Pfeffer eine größere Menge an Grundsauce her, die Sie im Kühlschrank aufbewahren. Vor Gebrauch mischen Sie einen kleinen Teil davon jedesmal mit anderen Zutaten, z. B. einmal mit Crème fraîche, Senf und Curry, ein anderes Mal mit Sahne, etwas Sambal Oelek und Paprikapulver, oder mit Sauerrahm, zerquetschter Banane und Curry. Lassen Sie Ihrer Phantasie freien Lauf – und immer wieder entsteht eine neue Geschmacksrichtung.

Essig: Verwenden Sie nur Obstessig, oder den im Faß gereiften Weinessig, beispielsweise Balsamico.

◆ Grundsauce

150 ml	Obstessig,
400 ml	kaltgepreßtes Sonnenblumenöl oder eine Mischung aus kaltgepreßten Salatölen Ihrer Wahl,
1-2	Eßlöffel Honig (wer es gerne süß möchte), vermischen.

■ Mit Kräutersalz und Pfeffer abschmecken.

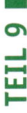
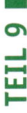

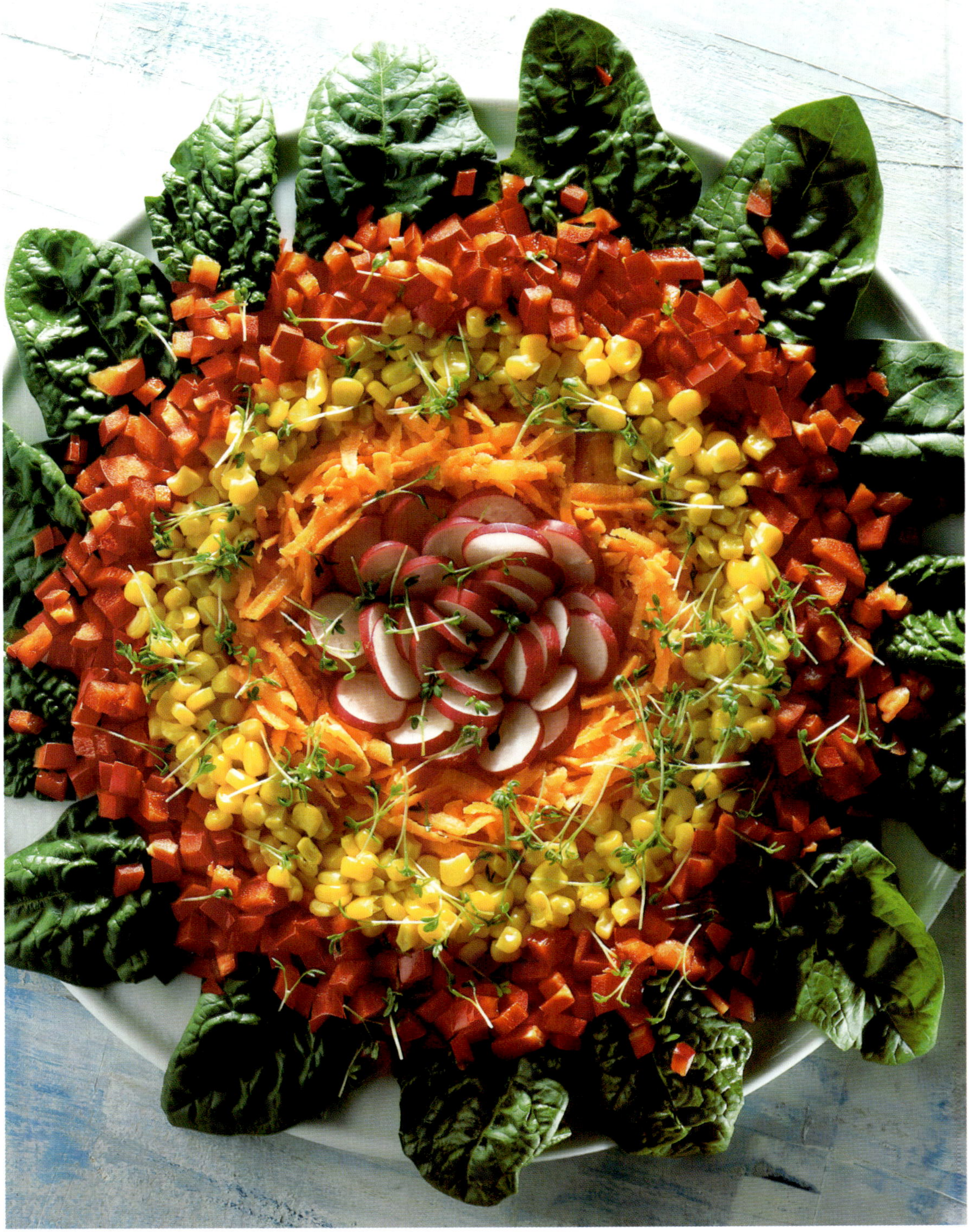

Salatplatte Miretta

◆ Salatplatte Melitta

- Bedecken Sie eine ovale Platte mit Radicchioblättern.
- Legen Sie feingehobelten Fenchel in Form eines großen X auf die Salatblätter, und füllen Sie die so entstandenen vier Teile auf mit:
- grünem Rucola,
- feingehobeltem Topinambur,
- feingehobelter Rote Bete, gemischt mit gehobeltem Apfel
- und mit kleingewürfelter gelber Paprikaschote.
- Kleingehackte Cashewkerne,
- 2 EL dünne Ringe von Frühlingszwiebeln und
- 2 EL frische, kleingeschnittene Küchenkräuter, wie Petersilie, Dill, Basilikum und Zitronenmelisse darüberstreuen.
- Kurz vor dem Servieren die Sauce über die Salatplatte gießen.

◆ Bananensauce

- Verquirlen Sie mit dem Handmixgerät eine reife Banane mit Grundsauce zu einer sämigen Tunke. Geben Sie

1	TL Curry,
2	EL Eßlöffel Sauerrahm und
	etwas Delikata hinzu.

◆ Salatplatte Miretta

- Belegen Sie eine große runde Platte mit Mangold- oder Spinatblättern.
- Bilden Sie einen großen Ring mit roten Paprikawürfeln, so daß noch ein Rand grüner Blätter zu sehen ist.
- Legen Sie einen kleineren Ring aus frischen Maiskörnern an die Paprikawürfel.
- Der nächste Ring besteht aus gehobelten Karotten.
- Die Mitte mit Radieschenscheiben auffüllen.
- Streuen Sie gehackte Walnüsse, feingeschnittene, kleine Zwiebelringe und Kräuter über den Salat und gießen Sie unmittelbar vor dem Essen die Sauce Ihrer Wahl darüber.

◆ Paprikasauce

	Nehmen Sie 6 Eßlöffel von der Grundsauce und fügen Sie
3	TL Tomatenmark,
1	TL süßes Paprikapulver,
1	MS Cayennepfeffer und
1	MS Sambal Oelek hinzu.

◆ Süße Sahnesauce

	Verquirlen Sie 6 EL Grundsauce mit
3	EL Crème fraîche,
1	TL Honig,
1/2	TL Delifrut*
1/2	TL gemahlenem Anis und
1	EL eingeweichten Sultaninen.

*Aus dem Reformhaus

◆ Salatplatte Loretta

- Bedecken Sie eine große Platte mit Spinatblättern.
- Legen Sie über die Mitte einen Streifen aus feingeraspeltem Sellerie mit gehobeltem Apfel.
- Zu beiden Seiten des Selleries legen Sie je einen Streifen mit kleinen Brokkoliröschen.
- Schließen Sie links und rechts mit einem Streifen feingehobelter Rote Bete an.
- Die beiden letzten Streifen bestehen aus feingeriebenem Fenchel.
- Streuen Sie gehackte Haselnüsse und Brunnenkresse darüber.
- Unmittelbar vor dem Essen mit Sauce begießen.

◆ Grüne Kräutersauce

	Nehmen Sie 6 Eßlöffel Grundsauce und fügen Sie
2	TL kleingeschnittene Cornichons oder grüne Oliven,
4-5 EL	kleingeschnittene Küchenkräuter wie Petersilie, Basilikum, Dill, Melisse, Rosmarin usw. und
1	kleine, feingeschnittene Zwiebel hinzu.

◆ Salat fürs Büro

- Wenn Sie am Abend Ihre Salatplatte zubereiten, so denken Sie gleich an die Portion für den nächsten Mittag. Füllen Sie Ihren Salatemix in eine gut schließende Lebensmitteldose und die Sauce in ein kleines Glas. Solange noch keine Sauce über den Salat gegeben wird, hält er sich in der verschlossenen Dose frisch bis zur Arbeitspause. Salat und ein Stück Brot mit Butter oder Aufstrich macht satt und fit.

◆ Selbst gemachtes Sauerkraut

- Selbst hergestelltes Sauerkraut ist eine Delikatesse und kann ohne Mühe und großen Zeitaufwand im Nu angesetzt werden.

1 1/2 kg	feingeschnittenes Weißkraut
1 1/2 TL	Vollmeersalz
15	Wacholderbeeren
3	Lorbeerblätter

- Das Kraut mit den Fäusten kräftig stampfen, oder zwischen den Fingern zerdrücken. Sobald das Kraut Flüssigkeit abgibt, die Wacholderbeeren und die Lorbeerblätter untermischen und mit einem flachen Teller abdecken. Den Teller eventuell mit einem Krug Wasser beschweren.
- Gärzeit: 1 Woche bei Zimmertemperatur, ca. 22° C.
- 2 Wochen bei Kellertemperatur, ca. 15° C.
- 3 Wochen bei Kühlschranktemperatur ca. 6° C.
- Das verzehrfertige Sauergemüse weiterhin im Kühlschrank aufbewahren.

◆ Sauerkrautsalat

250 g	frisches Sauerkraut
je 1	grüne, und rote feingeschnittene Paprikaschote
1 Tasse gewürfelte Ananas	
1	feingeraffelte Karotte
1	halbe, in Scheiben geschnittene saure Gurke
1	feingeschnittene Knoblauchzehe
2 EL	gehackte Küchenkräuter: Petersilie, Schnittlauch, Dill, Basilikum u. a.

■ Das Sauerkraut gut auspressen und zerpflücken und mit den weiteren Zutaten gründlich mischen.

Sauce

	Den aufgefangenen Sauerkrautsaft mit
2	EL kaltgepreßtem Öl und
evt. 1	Teelöffel Honig verquirlen.

■ Den Salat gut mit der Sauce vermischen, in einer Schüssel in einem Ring aus grünen Salatblättern anrichten und mit einigen Tomatenachteln garnieren. Eine halbe Stunde lang ziehen lassen.

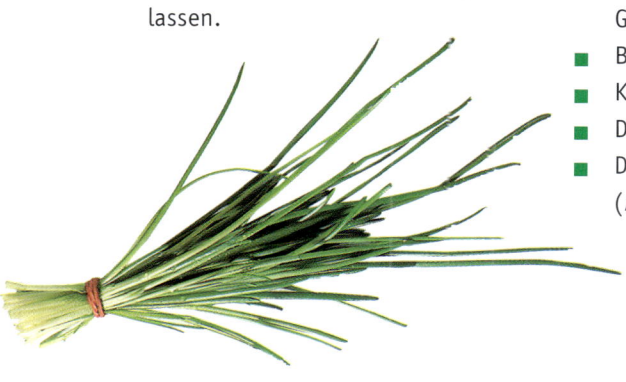

Schonend gegartes Gemüse
Rezepte für 4 Personen

Die schonendste Weise, Lebensmittel zu erhitzen

■ Kurzzeitig hoch erhitzen bringt weniger Verlust an Vitalstoffen, als langes Garen bei niedriger Temperatur!

■ Je stärker der Verlust an Vitalstoffen ist, desto mehr sollten Sie durch Frischkost ausgleichen!

■ Gehen Sie sparsam mit Energie, Wasser und Salz um!

■ Aufwärmen schadet Vitalstoffen weniger als Warmhalten!

Die günstigsten Garmethoden in absteigender Reihenfolge

■ Dünsten im eigenen Saft (ohne Flüssigkeitzugabe) mit wenig kaltgepreßtem Öl oder Butter in einem gut verschlossenem Gefäß oder im Bratschlauch im Backofen

■ Schmoren in heißem Fett mit gelegentlichen Wasseraufgüssen

■ Garen in heißer Luft

■ Braten in wenig heißem Fett bei kurzer starker Hitze

■ Grillen auf heißem Rost (Elektro- oder Gasgrill) mit wenig Fett

■ Backen in heißem Fett

■ Kochen in Wasser

■ Dämpfen in strömendem Wasserdampf

■ Dämpfen im Drucktopf (Autoklavieren)

➤ Blumenkohl und Brokkoli mit Batate und Backzwiebeln

400 g	Blumenkohl und
400 g	Brokkoli, geputzt und in Röschen zerpflückt; die Stiele grob geraffelt
4 Stück	Batate mit Schale
4 große	Zwiebeln
1-2 TL	Kräutersalz
1 TL	Bockshornkleepulver (auch griechisches Heu genannt)
	Muskatnuß, Pfeffer, Küchenkräuter nach Wahl
120-150 g	zerlassene Butter

■ Bestreuen Sie das mit einem Tuch abgetrocknete geputzte und zerkleinerte Blumenkohl-Brokkoli-Gemüse leicht mit Kräutersalz, Bockshornkleepulver, Muskatnuß und Pfeffer und geben Sie das Gemüse ohne Wasserzugabe in einen Bratschlauch (Nach Gebrauchsanweisung des Herstellers). Die Stelle, auf der das Gemüse zu liegen kommt, ein wenig einölen.

■ Die ungeschälten Batate der Länge nach halbieren, auf der Schnittfläche ölen und salzen und mit der Schnittfläche auf das Blech (eventuell Backpapier unterlegen, damit das Blech sauber bleibt) legen. Platz lassen für die Zwiebeln.

■ Das Blech in die kalte Backröhre auf die 2. Schiene von unten schieben und den Thermostat auf 220° C schalten. Wecker auf 20 Minuten einstellen. Ungeschälte, mittelgroße Zwiebeln der Länge nach halbieren und die Schnittfläche ölen und salzen.

■ Die Zwiebeln erst während der letzten 10 Minuten Garzeit neben die Batate auf das Blech legen.

■ Sobald der Wecker läutet, mit einem spitzen Messer in die Batate stechen. Je nach Größe brauchen sie noch 3 – 5 Minuten. Sie sollen jedoch fest bleiben.

■ Nach Beendigung der Garzeit das Blech auf den Herd stellen, mit der Schere eine Haube von dem aufgeblähten Folienball abschneiden und das Gemüse auf vorgewärmte Teller verteilen. Die Batate und Zwiebeln legen Sie daneben. Von den Zwiebeln die ungenießbaren Schalen abheben.

■ Zerlassene Butter über das Gericht gießen.

Variante

■ Garen Sie das zerkleinerte Gemüse, die halben geschälten Zwiebeln und die in Scheiben geschnittenen Batate ca. 15 Minuten in einem gut schließenden Topf mit einem Minimun an Wasser. Das Gemüse soll möglichst im eigenen Saft garen und innen knackig bleiben.

■ Verteilen Sie das gegarte Gemüse auf vorgewärmten Tellern, gießen Sie zerlassene Butter über das Gericht. Hierzu schmecken sehr gut Linsen- oder Getreidebratlinge.

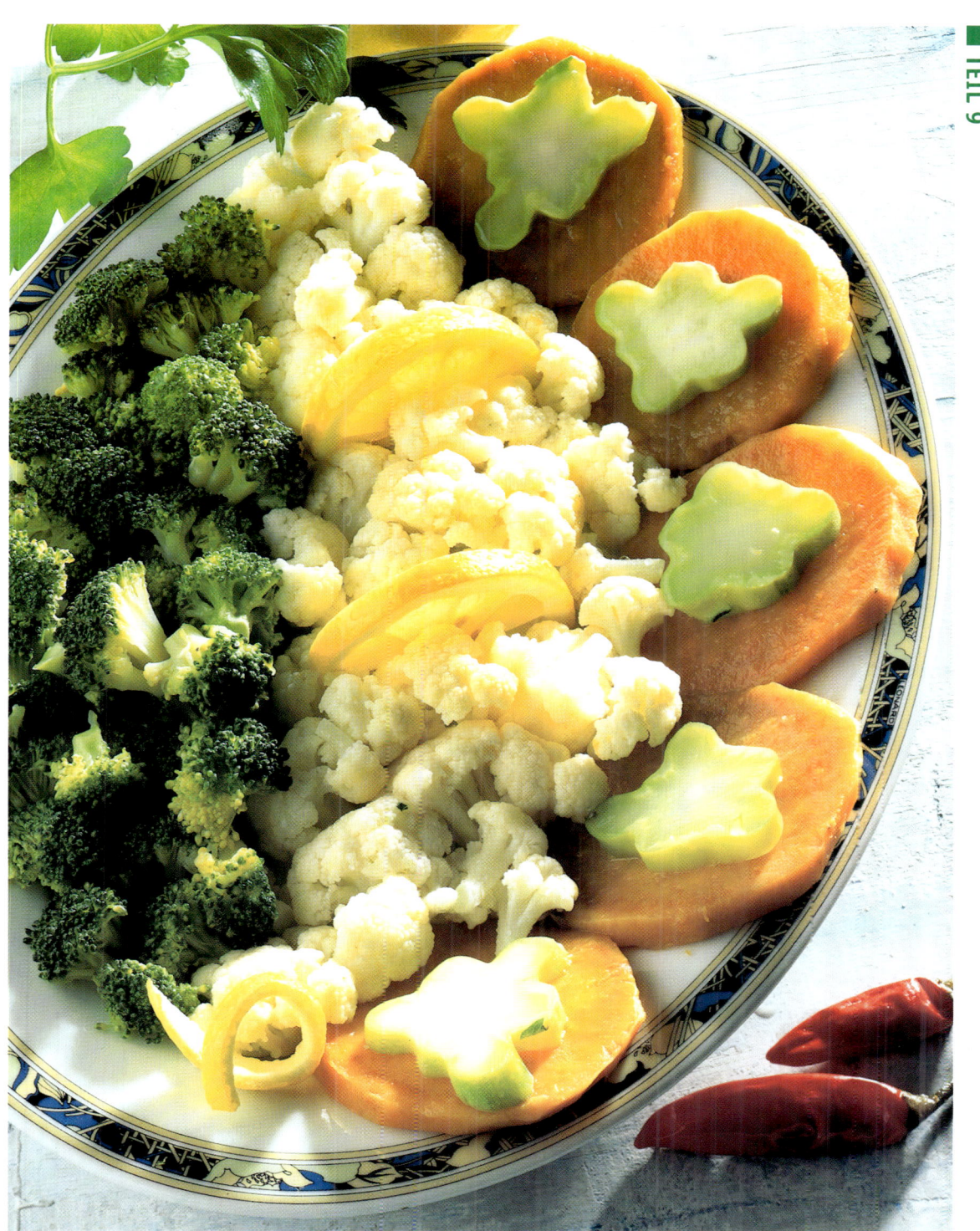

Brokkoli-Blumenkohl-Gemüse

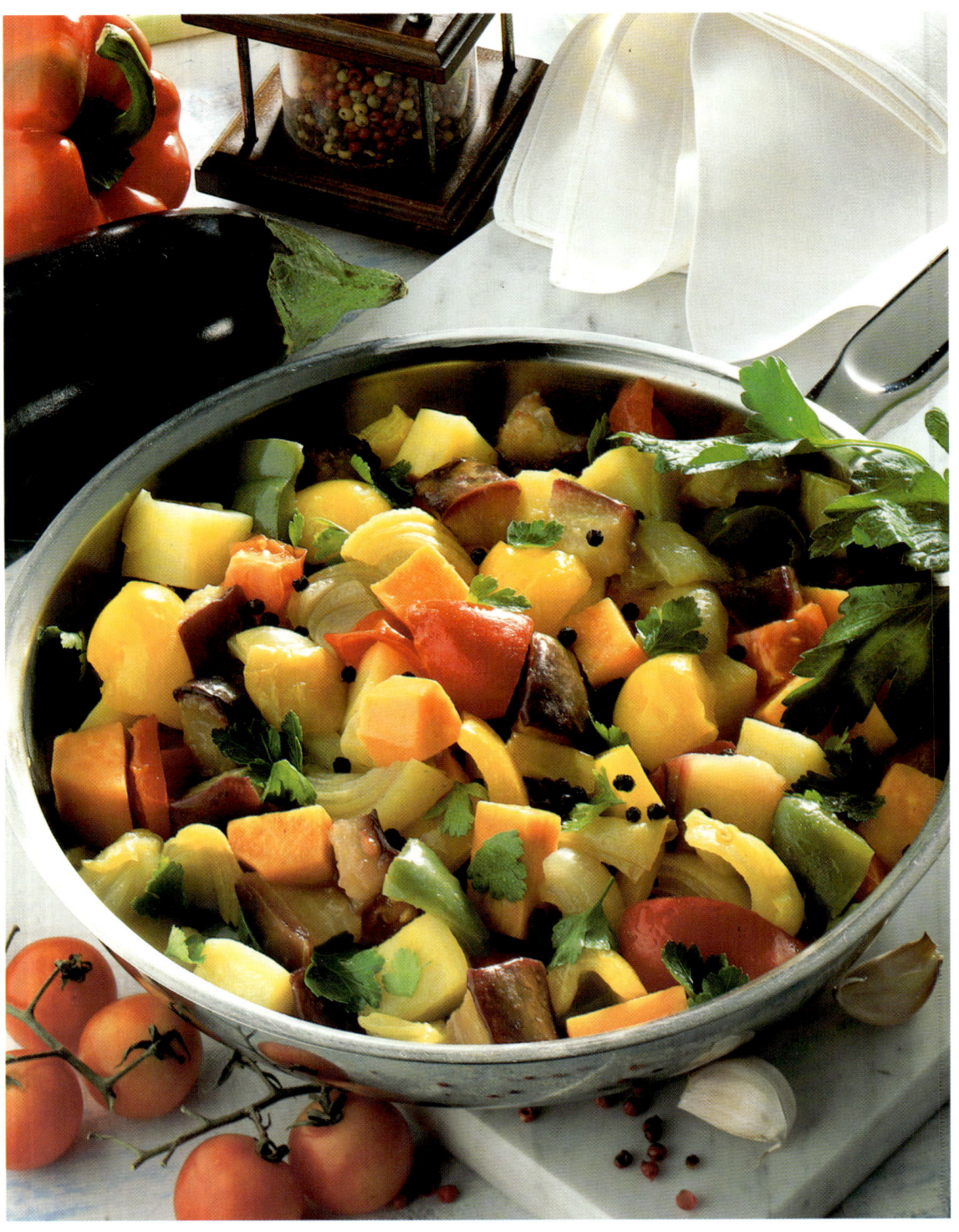

Ratatouille provençale

◆ Ratatouille, das bunte Gemüsegericht

Ratatouille, eine Spezialität aus der provençalischen Küche, heißt auf deutsch ganz schlicht „Fraß". Man könnte das delikate Gericht jedoch auch vornehmer ausgedrückt „Gemüseragout" nennen. Das Gemüse wird immer ungeschält, aber naß abgebürstet und abgetrocknet verwendet, denn unter der Schale sitzen die meisten Vitalstoffe. Auch in der Ratatouille können immer zwei über der Erde und zwei unter der Erde gewachsene Gemüse Verwendung finden. Pro Person brauchen Sie etwa 400-500 Gramm Gemüse. Dem Gericht kann man durch stets wechselnde Gemüsekombinationen und Zugabe von variierenden Gewürzen und Küchenkräutern immer wieder eine völlig neue Note geben.

2		große Auberginen
3		Paprikaschoten, rot und grün
300 g		Kürbisfleisch oder Zucchini
2		große Kartoffeln
2		große Zwiebeln
4		große Tomaten
1-2		Knoblauchzehen
1	TL	Vollmeersalz
je 1 TL		Oregano, Majoran, Thymian, Basilikum
1		Lorbeerblatt
2-3 TL		süßer Paprika
1/2	TL	frischgemahlener schwarzer Pfeffer
		gehackte Petersilie
150 g		zerlassene Butter

■ Bis auf die Tomaten alles Gemüse würfeln, die Zwiebeln vierteln und die Knoblauchzehen fein hacken. Die Zutaten würzen und mischen.

■ Die Ratatouille in einen vorbereiteten Bratschlauch geben, verschließen und mit der Nadel einmal in die Folie stechen. Das Paket auf einen Rost legen, der auf der zweiten Schiene von unten in den kalten Backofen geschoben wird. 25 Minuten bei 225° C garen.

■ Während der Garzeit die Tomaten abziehen, vierteln und in einem Töpfchen auf einer Herdplatte etwas anwärmen (nicht kochen). Wenn die Ratatouille fertig ist, die Tomaten und die Petersilie unter das Gemüse heben und die Butter darübergeben.

■ Nach dem Eiweißfasten können Sie die Ratatouille in eine vorgewärmte Auflaufform gegeben, mit ein wenig geriebenem Käse bestreuen und im noch heißen Ofen kurz überbacken.

Variante

■ Garen Sie die Ratatouille in einem gut schließenden Topf wie bei Blumenkohl beschrieben.

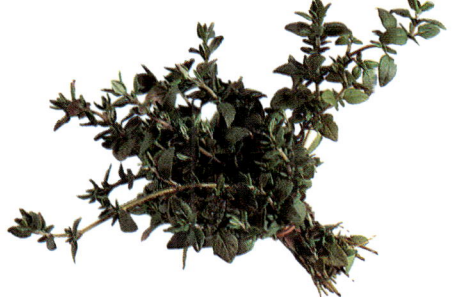

Als Vorspeise gibt es einen bunten Salatteller oder Obst.

◆ Gefüllte gelbe Paprika-schoten mit grüner Sauce

Füllung für die Paprikas:

300 g	feingeschnittene Champignons
300 g	kleingewürfelte Auberginen
1	Gemüsebrühwürfel
1/2 -1 TL Pfeffer	
1	feingeschnittene Zwiebel
1	Bund feingeschnittener frischer Kerbel
2	gehäufte EL feingeschnittener, frischer Salbei
2	EL Sonnenblumenöl
80 g	Crème fraîche

Füllung:

■ Die Zwiebeln in Öl hellgelb andünsten, die Champignons dazugeben und den Topfdeckel schließen. Sobald die Pilze Saft abgeben, den Gemüsebrühwürfel darin auflösen und die gewürfelten Auberginen und die Kräuter untermischen. Bei geringer Hitzezufuhr garen. Gegebenenfalls noch etwas Wasser hinzufügen. Zum Schluß Crème fraîche dazugeben und den Topf warmstellen.

Paprikaschoten:

■ Die „Hüte" der Paprikaschoten abschneiden, die ausgehöhlten Schoten und die Hüte auf der Innenseite leicht salzen und in einen Topf stellen, in dem sie nicht umfallen können.

■ Den noch heißen Gemüsebrei in die Schoten füllen, die Hüte aufsetzen, den Topfboden mit etwas heißem Wasser bedecken und den Topfdeckel schließen. Da die Füllung bereits gegart ist, brauchen die Schoten nur etwa 5 – 8 Min. gedünstet zu werden. Je knackiger sie bleiben, desto besser.

■ Nebenbei zwei Tassen Naturreis in vier Tassen Wasser mit etwas Salz und einem Eßlöffel Öl garen.

■ Die gefüllten Paprikaschoten auf eine vorgewärmte Platte setzen und mit einem Reisring umgeben. Die grüne Sauce in einer Sauciere servieren.

Grüne Sauce

250 g	entstielter Spinat
250 g	Mangold
3	EL kleingeschnittene Kräuter: Petersilie, Kerbel, Liebstöckel, Zitronenmelisse, Borretsch und Schnittlauch
1/4 TL Pfeffer	
1/4 TL geriebene Muskatnuß	
100 g	Crème fraîche
evt. 1 EL frischgemahlenes Weizenmehl	

■ Spinat und Mangold in etwas Wasser kurz andünsten und mit den Kräutern und Gewürzen pürieren. Crème fraîche in die Sauce rühren und eventuell mit Mehl binden.

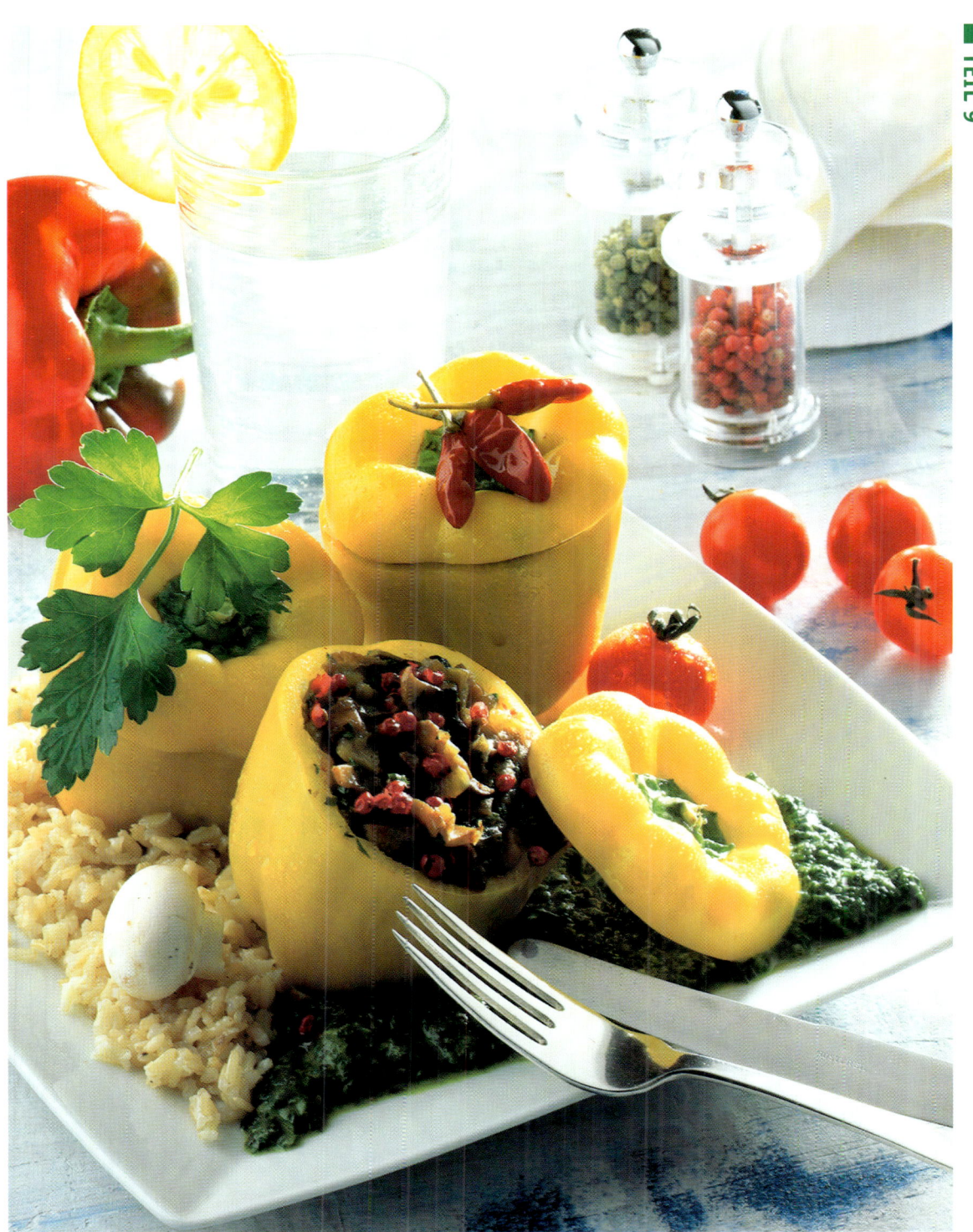

Gelbe Paprikaschoten, gefüllt

◆ Zucchini-Kanus mit Tomatensauce

■ Zwei Zucchini halbieren, aushöhlen, leicht salzen und mit etwas Zitrone beträufeln. Eventuell in einem Topf mit wenig Gemüsebrühe vorgaren.

Füllung:

1	kleingeschnittene Zwiebel
1	kleingeschnittene Knoblauchzehe
2 EL	Sonnenblumenöl
20 g	gewürfelte rote Paprika
200 g	geraspelte Brokkoli
200 g	frische Maiskörner
je 2 TL	Oregano, Rosmarin, Majoran
2 EL	süßer Paprika
1/4-1/2 TL	Sambal Oelek
2 EL	kleingeschnittene Petersilie
150 g	geraspelter Emmentaler

■ Die Zwiebeln und den Knoblauch im Öl glasig dünsten, Gemüse, Kräuter und Gewürze dazugeben. Im geschlossenen Topf heiß werden lassen, die Mischung sofort in die Zucchinihälften füllen Die gefüllten Zucchini-Kanus mit Käse bestreuen, in einer eingefetteten, feuerfesten Form in die auf 220° C vorgeheizte Backröhre stellen und überbacken bis der Käse geschmolzen ist. Dazu Naturreis und Tomatensauce servieren.

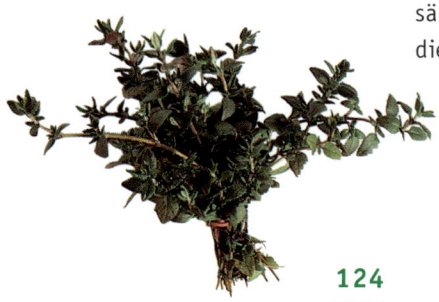

Tomatensauce:

600 g	reife Eiertomaten
100 g	feingeriebene Karotten
1-2 EL	Tomatenmark
1 TL	Sambal Oelek (wer es scharf möchte)
1	Gemüsebrühwürfel
1	kleingeschnittene Zwiebel, ca. 100 g
1	kleingehackte Knoblauchzehe
1 EL	süßes Paprikapulver
je 1 EL	gerebelter Oregano, Majoran und Rosmarin
1/2 TL	Pfeffer
2 EL	Sonnenblumenöl
2 EL	Butter
	evt. frischgemahlenes Weizenmehl

■ Die Tomaten mit kochendem Wasser überbrühen, enthäuten und in kleine Würfel schneiden. Zwiebeln und Knoblauch in Öl andünsten. Den Gemüsebrühwürfel, das Tomatenmark, Sambal Oelek, Kräuter und Gewürze unterrühren; anschließend die Tomatenwürfel und die Karotten hinzugeben und alles gut mischen. Das Gemüse erhitzen, aber nicht totkochen. Sobald die Tomaten Wasser abgeben, können Sie die Sauce mit dem Handmixgerät (Schlagmesser) pürieren. Nach und nach etwas Mehl einstreuen, bis eine sämige Sauce entsteht. Zum Schluß die Butter unterrühren.

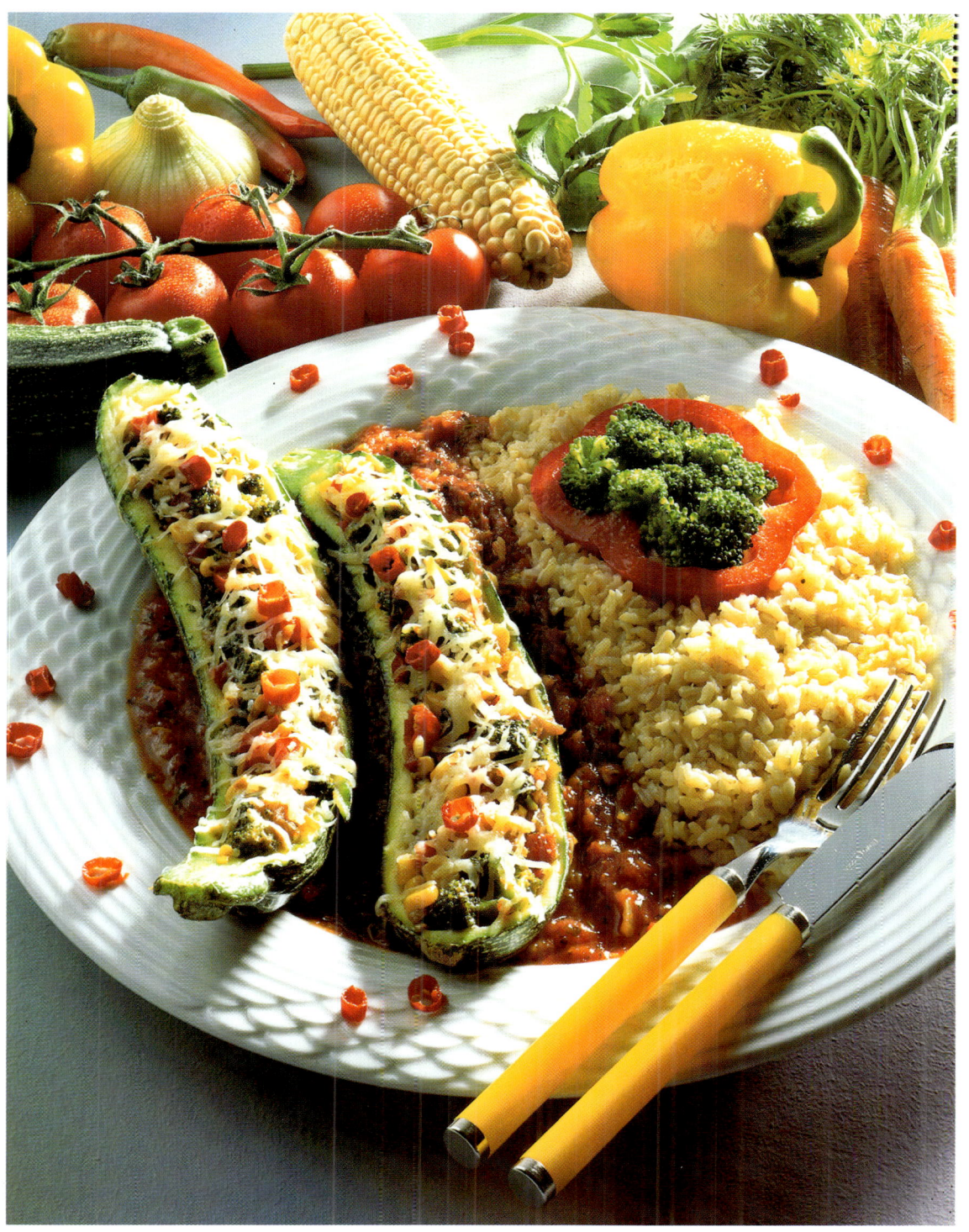

Zucchini-Kanus mit Tomatensauce

◆ Gemüse-Gratin

200 g	grobgeraffelte Karotten
200 g	grobgeraffelte Kohlrabi
200 g	feingeschnittener Stangen-sellerie
200 g	geschnittener Rosenkohl
200 g	grobgeraffelter Rettich
200 g	geschnittene rote Paprika
200 g	in Scheiben geschnittene Tomaten
1-2	Zehen feingehackter Knoblauch
200 g	feingeraffelte Kartoffeln
3 EL	frische kleingeschnittene Küchenkräuter: Petersilie, Basilikum, Ysop, Kerbel, Liebstöckel oder 1 TL gemischte, pulverisierte Trockenkräuter
	Butter zum Überpinseln

Sauce:

200 g	Sauerrahm mit
3 EL	Tomatenmark,
2 EL	Sojasauce,
2	Gemüsebrühwürfel,
3 TL	süßem Paprika,
1/4 TL	Pfeffer und
1/2–1TL	Sambal Oelek mischen

- Das Gemüse in eine eingefettete flache Auflaufform schichten und über jeder Schicht etwas Sauce, Kräuter und Knoblauch verteilen.
- Die oberste – nicht zu dicke – Schicht bilden die feingeraffelten, leicht mit Kräutersalz bestäubten Kartoffeln. Sie werden mit Butterflocken belegt und während der Garzeit noch zweimal mit Fett überpinselt, damit sie eine knusprige Haube ergeben.
- In den kalten Backofen auf den mittleren Rost stellen und bei 220° C ca. 30 Minuten garen. Das Gemüse ist nach einer halben Stunde noch schön knackig und vitalstoffreich; die Kartoffeln sind kroß. Nach dem Eiweißfasten können Sie das mit Tomatenscheiben abgedeckte Gemüse-Gratin während der letzten 10 Minuten Garzeit mit geriebenem Käse überbacken.

◆ Pilze in Kräuterrahmsauce

2	große gehackte Zwiebeln
1000 g	Waldpilze oder Zuchtpilze
3 EL	Sonnenblumenöl
2	Gemüsebrühwürfel
	etv. etwas Vollkornmehl
2 EL	feingeschnittene Kräuter nach Geschmack: Basilikum, Kerbel, Liebstöckel u. a.
1 EL	gerebelter Majoran oder Oregano
2 TL	gerebelter Rosmarin
200 g	Crème fraîche
1 Bund	Petersilie, kleingeschnitten

- Die Zwiebeln in Öl hellgelb dünsten; anschließend die Gemüsebrühwürfel im Fett auflösen.

- Die geschnittenen Pilze und die Kräuter dazugeben und in geschlossenem Topf im eigenen Saft garen lassen. Wenn die Pilze sehr viel Saft geben, die Sauce mit 1-2 EL Vollkornmehl binden.
- Zum Schluß die Crème fraîche und die gehackte Petersilie unterziehen.
- Dazu gibt es Vollkornnudeln oder Naturreis.

◆ Topinambur mit Champignons und Linsenkeimlingen

2	große Zwiebeln
4 EL	Sonnenblumenöl
1/2 l	Wasser
4 EL	Obstessig
1	Gemüsebrühwürfel
1/2 TL	frischgemahlener schwarzer Pfeffer,
600 g	Topinambur
600 g	Champignons
400 g	gekeimte Linsen
1	Bund Petersilie
1	Tasse Crème fraîche

- Die in Streifen geschnittenen Zwiebeln mit Sonnenblumenöl andünsten, und anschließend Wasser, Essig und Brühwürfel dazugeben. Topinambur in ca. 1 Zentimeter dicke Würfel schneiden und in der Brühe 10 Minuten lang kochen (eventuell etwas Wasser nachgießen). Die in Scheiben geschnittenen Champignons und die Linsenkeimlinge dazugeben und weitere 10 Minuten lang köcheln. Wenn die Topinambur gar sind, die kleingehackte Petersilie und die Crème fraîche unterziehen.

◆ Pasta asciutta

1	Kilogramm reife Tomaten (nach Möglichkeit Eiertomaten)
2	große Zwiebeln
2	Bund Suppengrün
2	Knoblauchzehen
2	rote Peperonischoten
6-8 EL	Olivenöl
400 g	Champignons
200 g	Karotten, grob gerieben
100 g	Tomatenmark
2	Gemüsebrühwürfel
1 EL	süßes Paprikapulver
1 EL	Oregano
1 EL	Basilikum
1/2 TL	Pfeffer

- Die Tomaten waschen, den Stielansatz ausschneiden. Zwiebeln, geputztes Suppengrün, Knoblauch und Peperoni kleinschneiden und in Öl andünsten. Die geschnittenen Champignons dazugeben und den Topf schließen. Sobald die Pilze Saft abgegeben haben, die Karottenraspel, das Tomatenmark, die Gemüsebrühwürfel und die Gewürze untermischen.
- Die Tomaten kurz überbrühen, enthäuten und in kleine Würfel schneiden. Die Tomaten zu den gegarten Pilzen geben und etwa 5 Minuten ziehen lassen.
- Dazu servieren Sie Vollkornspaghetti ohne Ei und (nach dem Eiweißfasten) geriebenen Parmesan.

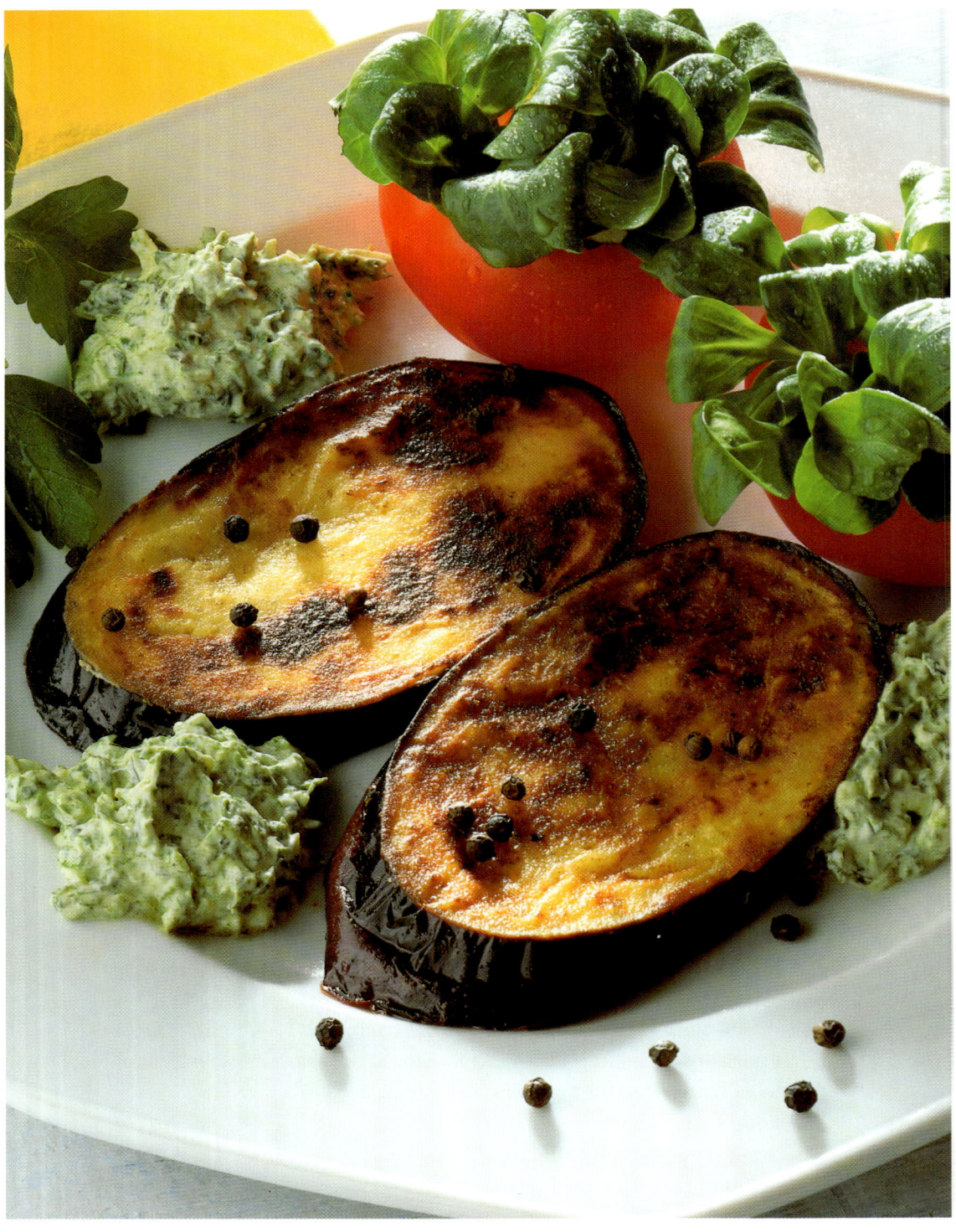

Auberginen-Schnitzel

◆ Auberginen-Schnitzel

2		große Auberginen
150-200 g		Crème fraîche
1	TL	Vollmeersalz
1/2 TL		Pfeffer
1/2 TL		Muskatnuß
100 g		frisch gemahlenes Weizenmehl
1	EL	Sonnenblumenöl

- Crème fraîche in einem flachen Teller mit Vollmeersalz, Pfeffer und Muskatnuß verrühren.

- Die gewaschenen Auberginen in 1 Zentimeter dicke Scheiben schneider, mit einem Fettpinsel rundum mit der Sauce bestreichen und anschließend im Mehl wälzen. In reichlich Sonnenblumenöl ausbacken.
  Dazu gibt es einen bunten Salatteller.

◆ Ragout fin in Dinkelpastetchen

Pastetchen:

400 g		Dinkelvollkornmehl
150 g		sehr kaltes Wasser
1	TL	Kräutersalz
1	MS	Muskatnuß, gerieben
150 g		feste, kühle Butter

- Das kalte Wasser, Salz und die kleingeschnittene Butter zum Mehl geben und zu einem glatten Teig kneten. 30 Minuten ruhen lassen und danach in 8-10 Portionen aufteilen.

- Von jeder Portion ein Stückchen auf dem Tisch flach und rund drücken und in eine kleine gefettete, ca. 6 cm hohe Pastetenform (feuerfeste Glasform) legen. Aus dem Restteig eine Rolle formen und an den Rand des Förmchens drücken; den oberen Rand mit einem Messer begradigen. Backen Sie die Pasteten 25 Minuten bei 200° C.

- Die Pasteten können auf Vorrat zubereitet und eingefroren werden.

- Die Weiterverwendung erfolgt bei Raumtemperatur.

Ragout fin:

1		große feingeschnittene Zwiebel
800 g		Champignons
6	EL	Butter
1 1/2		Gemüsebrühwürfel
150 g		Erbsen
1/2 TL		Pfeffer
1/2 TL		Curry
150 g		frische Maiskörner (eventuell tiefgekühlt)
125 g		Crème fraîche
2	EL	gehackte Petersilie
		Saft einer Zitrone

- Die kleingeschnittene Zwiebel in Butter hellgelb dünsten, anschließend die in kleine Würfel geschnittenen Pilze hinzugeben. Sobald die Pilze Wasser abgeben, den zerkleinerten Brühwürfel, die Erbsen und die Gewürze hinzugeben. Alles 5 – 8 Minuten lang köcheln lassen. Falls die Pilze sehr viel Saft geben, mit etwas Vollkornmehl binden. Die Maiskörner, Crème fraîche und feingehackte Petersilie unter die Pilze rühren, das Ragout auf 4 Pasteten verteilen und etwas Zitronensaft darüberträufeln.

Getreidegerichte

◆ Roggen-Bratlinge

150 g	geschroteter Roggen
150 g	heiße Gemüsebrühe (Würfel)
150 g	Haselnüsse, gemahlen
2	ML Biobin
2	kleingeschnittene Zwiebeln
2	TL Kräutersalz
3-4 EL	frische kleingeschnittene Kräuter: Majoran, Basilikum, Petersilie, Schnittlauch, Dill, Kerbel oder
1	TL Trockenkräuter
6	EL Sonnenblumenöl zum Ausbacken

- Den Roggenschrot in der heißen Gemüsebrühe 60 Minuten lang abgedeckt quellen lassen. Haselnußmehl und Biobin dazugeben. Anschließend alle anderen Zutaten unter den Brei mengen. Bratlinge formen und in der Pfanne mit Sonnenblumenöl braten. Oder:
- Die Bratlinge auf ein gut gefettetes Backblech setzen und bei 220° C im Ofen 20 Minuten lang backen. Mit viel Öl bestreichen und nach 10 Minuten wenden.

◆ Fünfkorn-Gemüse-Bratlinge

150 g	Dinkel-Roggen-Weizen-Hirse-Gerste-Mischung
150 g	heiße Gemüsebrühe (Würfel)
1	Stange Lauch
2	große Zwiebeln
1	Knoblauchzehe
100 g	feingeraffelte Karotten
6	EL Sonnenblumenöl
1	TL Curry
2	TL gerebelter Majoran, getrocknet
Je 1 TL	gerebelter Kerbel und Rosmarin
150 g	gemahlene Cashewkerne
2	ML Biobin

- Das geschrotete Getreide 60 Minuten lang in der heißen Gemüsebrühe abgedeckt quellen lassen.
- Während der Quellzeit Lauch, Zwiebeln und Knoblauch klein schneiden und in Sonnenblumenöl andünsten. Das gedünstete Gemüse, die Karotten und die Kräuter unter den Brei mengen, das Cashewmehl und Biobin dazugeben.
- Bratlinge in der Pfanne mit Sonnenblumenöl braten oder im Backofenbacken.

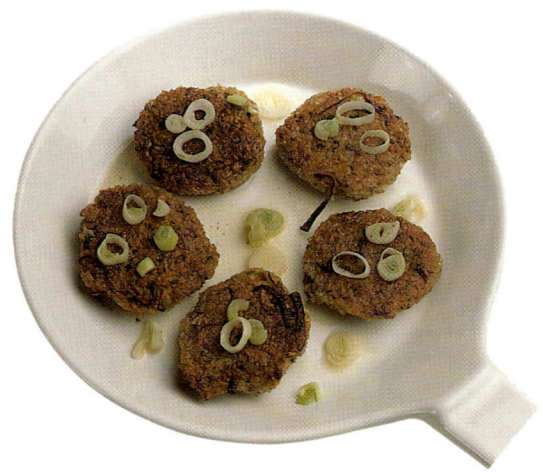

◆ Mais-Hirse-Pfännchen

3/4 l	Wasser
1 1/2	Gemüsebrühwürfel
230 g	Hirse
1	kleingeschnitene Zwiebel
200 g	frischer Mais
4	EL kleingehacke Küchenkräuter: Petersilie, Kerbel, Dill u.a.
100 g	Crème fraîche
1/2 TL	frischgemahlener Pfeffer
2	TL Kurkuma
1	MS Cayennepfeffer (wer es gerne scharf mag)

■ Das Wasser mit dem Gemüsebrühwürfel aufkochen lassen und die Hirse einrühren. 10 Minuten lang kochen und 20 Minuten lang zugedeckt auf der warmen Herdplatte oder im Backofen bei 75° C ausquellen lassen.

■ Feingeschnitene Zwiebel, Mais, Kräuter, Gewürze und Crème fraîche unter den warmen Hirsebrei rühren und mit Salz und Delikata abschmecken. Die Masse auf 4 gefettete feuerfeste kleine Formen von ca. 15 cm Durchmesser (Glas, Emaille, Törtchenformen) verteilen und in dem auf 220° C vorgeheizten Backofen 10 – 15 Minuten lang backen. Die Oberfläche soll leicht gebräunt sein.
Als Beilage schmecken grüne Salate und gemischte Rohkostsalate.

◆ Buntes Risotto

400 g	Naturreis
1	große, gehackte Zwiebel
1	kleingeschnittene Knoblauchzehe
2	EL Olivenöl
1 l	Gemüsebrühe (Würfel)
200 g	frische Erbsen (oder tiefgefroren)
200 g	rote, gewürfelte Paprikaschote
200 g	frische Maiskörner (tiefgekühlt)
3	EL frische, kleingeschnittene Küchenkräuter: Rosmarin, Basilikum, Petersilie, Majoran, Dill
120 g	Butter

■ Den Reis waschen und zwischen zwei Tüchern trocknen. Zwiebel und Knoblauch in Öl andünsten, den Reis dazugeben und 5 Minuten lang unter Rühren bei geringer Hitze anrösten. Mit der Gemüsebrühe aufgießen und etwa 40 Minuten köcheln lassen.

■ Das Gemüse während der letzten 10 Minuten Garzeit unter den Reis mischen. Nach Beendigung der Garzeit, den Risotto noch circa 5 Minuten quellen lassen. Vor dem Servieren die feingehackten Kräuter und die Butter unterrühren.

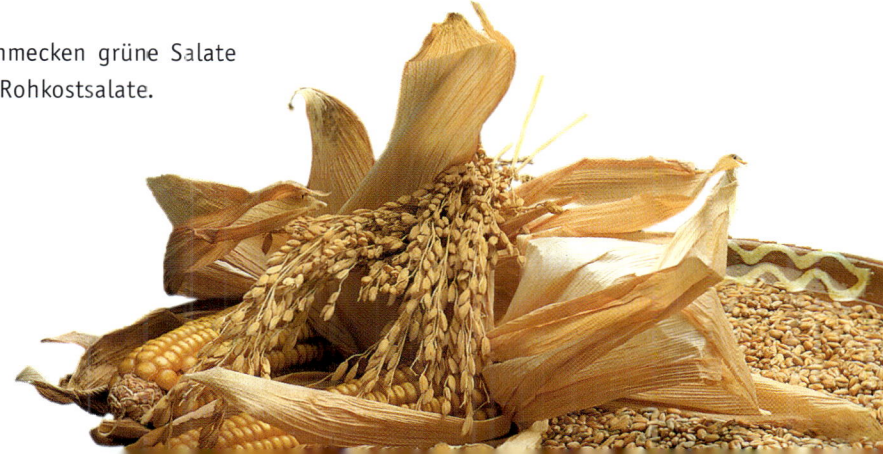

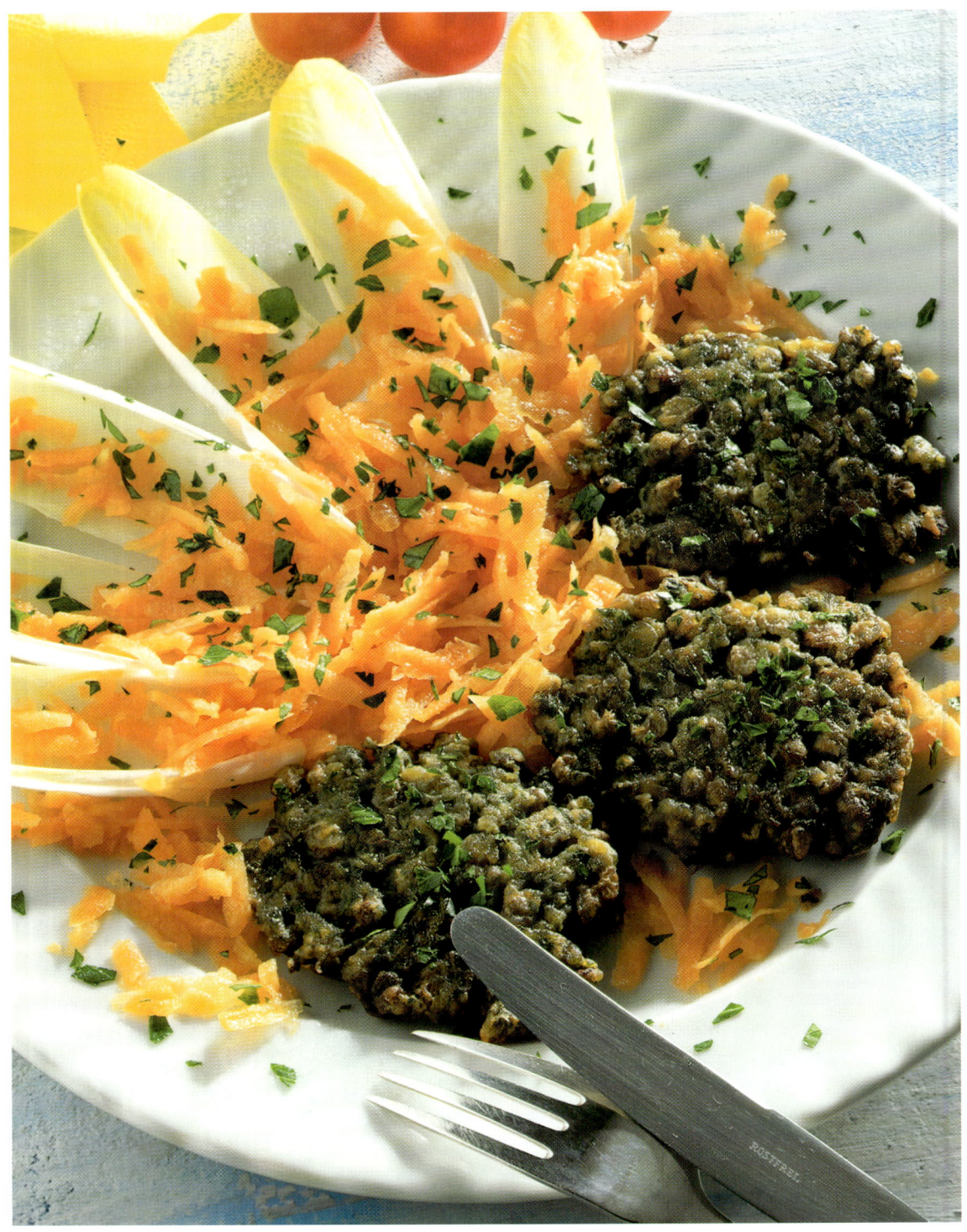

Grüne Linsenbratlinge

◆ Bunte Buchweizenpfanne

1/2 l	Gemüsebrühe (Würfel)
4	Lorbeerblätter
6	Wacholderbeeren
4	Gewürznelken
200 g	ganzer Buchweizen
2	ML Biobin
200 g	in Scheiben geschnittene Champignons
200 g	kleingeschnittene rote Paprika
200 g	frische Maiskörner
200 g	fein geraffelter Sellerie
2	große, kleingeschnittene Zwiebeln
1-2	kleingehackte Knoblauchzehen
3	EL frische, kleingeschnittene Küchenkräuter: Bohnenkraut, Petersilie, Ysop, Kerbel, Dill u. a.
1	TL Kräutersalz
4	TL gerebelter Majoran
1/2 TL	Pfeffer
1/2	Tasse Crème fraîche
3	EL Sonnenblumenöl

■ Die Gemüsebrühe mit den Gewürzen aufkochen. Den Buchweizen in die kochende Gemüsebrühe schütten und bei sehr schwacher Hitze etwa 15 Minuten lang quellen lassen. Während der Quellzeit das Gemüse und die Kräuter vorbereiten. Lorbeerblätter und Nelken aus dem Getreidebrei nehmen und 2 Meßlöffel Biobin unterrühren. Alle Zutaten gut mit dem Brei vermengen und in eine gefettete, flache Auflaufform geben. Bei 200° C etwa 20 Minuten lang backen.

◆ Grüne Linsen-Bratlinge

300 g	Linsen am Vorabend einweichen
900 g	Gemüsebrühe (2 Würfel)
2	große Zwiebeln
150 g	Brokkoli
100 g	feingeschnittenen Spinat
1	TL Kräutersalz
1/2 TL	Pfeffer
1/2 TL	Muskatnuß
3	EL Kräuter: Schnittlauch, Petersilie, Basilikum
2	ML Biobin
3	EL Vollkornmehl

■ Die Linsen ca. 45 Minuten lang kochen; das Wasser sollte ziemlich eingekocht sein. Während der letzten 5 Minuten die geraffelten Brokkoli und die kleingeschnittenen Zwiebeln und Spinatblätter mitkochen. Den Linsenbrei mit dem Gemüse gut vermischen; die feingehackten Kräuter, Salz, Gewürze, Biobin und das Mehl untermengen. Die Bratlinge in Sonnenblumenöl braten.

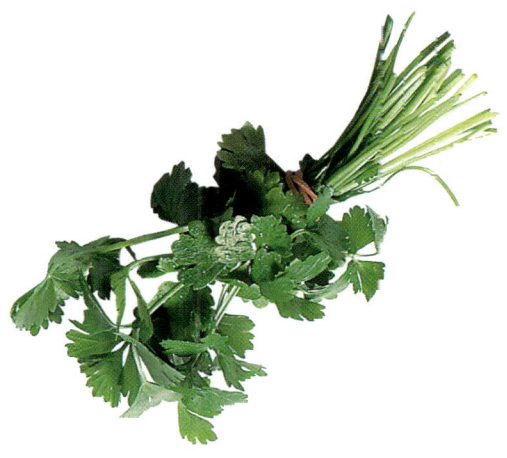

Kuchen und Desserts

◆ Apfel-Rumtorte

Tortenboden:

300	g	frischgemahlenes Dinkel-vollkornmehl
1	MS	Salz
1		gehäufter TL Weinstein-backpulver
80	g	Honig
5	EL	kaltes Wasser
85	g	kleingeschnittene, kalte Butter

- Alle Zutaten schnell zu einem glatten Teig verkneten. Nach 30 Minuten Ruhezeit 2/3 des Teigs zu einer runden Platte auswalken und in eine gefettete Springform legen. Aus dem Restteig eine Rolle formen, um den Rand der Form legen und ca. 3 cm hochdrücken.

Füllung:

800	g	feingeschnitzelte Äpfel mit Schale
300	g	Crème fraîche
120	g	Honig
1	TL	Bourbonvanille
1/2	TL	Delifrut
100	g	Sultaninen über Nacht in
2	EL	Rum eingeweicht

- Die Äpfel gleichmäßig auf dem Tortenboden verteilen und 15 Minuten bei 200° C vorbacken.
- Mit dem Schneebesen Honig, Rum, Vanille und Delifrut unter die Crème fraîche schlagen und den Guß auf die vorgebackene Torte geben. Auf der Mittelschiene weitere 25 Min. bei 200° C backen. Nach dem Abkühlen den Rand der Springform abnehmen. Die Torte mit zwei flachen Hebern auf eine Platte schieben. Den Rand der Torte dünn mit Schlagsahne bestreichen und mit Mandelblättchen verzieren.

◆ Gefülltes Teegebäck

500 g		Weizenvollkornmehl
130 g		Sahne mit Wasser (ca. 1:4)
130 g		Honig
130 g		kleine Butterstückchen
		feingeriebene Schale von 1 Zitrone
2	MS	Vollmeersalz

Füllung:

70 g Butter,
70 g Honig,
70 g Mandelmus,
1 TL Kakao

- Das Mehl mit den übrigen Zutaten zu einem glatten Teig verkneten und ca. 4 Stunden ruhen lassen. Anschließend auf leicht bemehlter Arbeitsfläche ausrollen. Runde Kekse ausstechen, auf ein ungefettetes Blech setzen und 10 Minuten bei 180 ° C backen.
- Zwischenzeitlich die Zutaten für die Füllung vermengen. Die Hälfte der ausgekühlten Kekse auf der Unterseite damit bestreichen und die anderen Kekse mit der Unterseite draufdrücken.

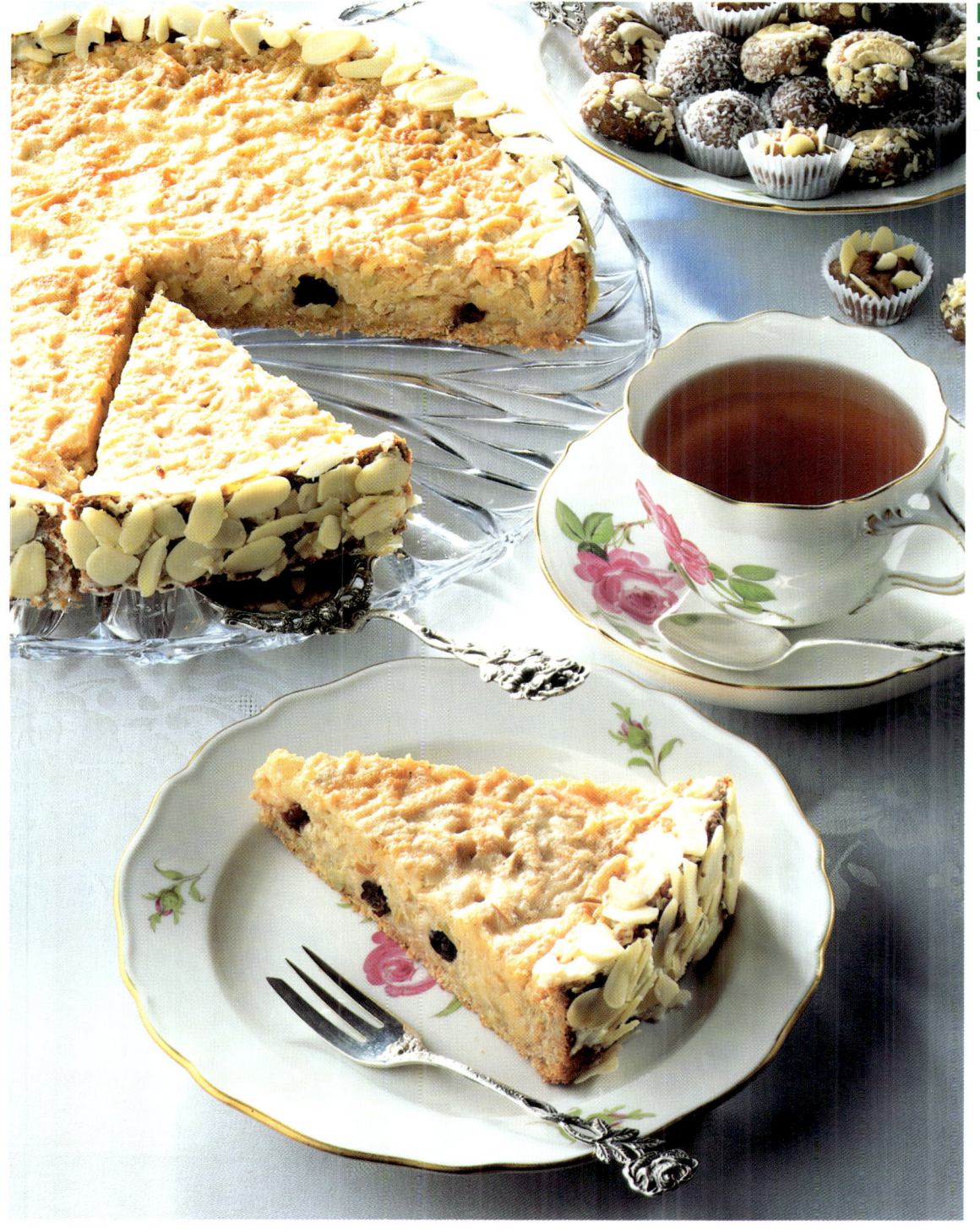

Apfel-Rum-Torte

◆ Mandelkuchen

Boden:

250 g		frisch gemahlener Weizen
20	g	Hefe
3	EL	Honig
50	g	Wasser
1	MS	Vollmeersalz
100 g		zerlassene Butter

■ Die geschmolzene Butter mit Hefe, Honig und Wasser verquirlen. Die Mischung mit dem Salz in das Mehl geben und zu einem glatten Teig verkneten. Dieser Hefeteig muß ausnahmsweise nicht gehen. Den Teig sofort in eine gefettete Springform geben, mit einem angefeuchteten Backspatel glattstreichen und einen 2 cm hohen Rand bilden.

Belag:

100 g		Butter
80	g	Sahne
200 g		Honig
300 g		Mandelblättchen
1	TL	Bourbonvanille

■ Die Zutaten in einer Pfanne schmelzen und nach dem Abkühlen auf dem Kuchenboden verteilen. Ca. 20 Minuten bei 200° C backen.

■ Nach dem Abkühlen mit Schlagsahne servieren.

◆ Pfirsich in Aspik

4		süße, saftige Pfirsiche
		Saft einer halben Zitrone
250 g		Sahne
4	EL	Honig
1/2	TL	Delifrut
1/2	TL	Zimt
250 g		Wasser
2	TL	Agar-Agar
4		Gewürznelken
50	g	Mandelblättchen

■ Die Pfirsiche schälen und halbieren, auf 4 Dessertschalen verteilen und mit Zitrone beträufeln. Sahne, Honig und Gewürze mischen (nicht schlagen). Das Wasser mit den Gewürznelken und dem Agar-Agar kurz aufkochen. Den Topf vom Herd nehmen, die Gewürznelken entfernen und die vorbereitete Honigsahne in das Wasser rühren. Den Guß über den Pfirsichen verteilen und die Mandeln darüberstreuen. Gut abgekühlt mit Schlagsahne servieren.

◆ Obstsalat

		Saft einer Zitrone
2		Äpfel, 2 Birnen
200 g		kernlose, halbierte Weintrauben
1		große, reife Banane
2		Pfirsiche
1		Kiwi
1		Orange
		Saft einer Orange
2	EL	Honig
50	g	gehackte Haselnüsse

- Äpfel und Birnen in kleine Würfel schneiden und in einer Schale sofort mit dem Zitronensaft übergießen. Die Weintrauben sowie die weiteren in Scheibchen geschnittenen Früchte hinzufügen. Den mit Honig verquirlten Orangensaft und die grobgehackten Haselnüsse mit dem Obstsalat mischen. Den Salat 10 Minuten ziehen lassen; nochmals gut durchmischen.

Bratapfel

4		große säuerliche Äpfel, unge schält
		Saft einer halben Zitrone
80	g	gemahlene Haselnüsse
1	EL	Honig
40	g	Sahne
1/2	TL	Zimt
1/2	TL	Anis
2	EL	ungeschwefelte Sultaninen
2	TL	geriebene Zitronenschale

- Mit dem Apfelausstecher die Kerngehäuse vorsichtig herausdrehen, so daß über den Blüten noch ein wenig Fruchtfleisch stehen bleibt. Mit dem Messer die Höhlen erweitern und mit Zitronensaft ausschwenken, damit die Äpfel nicht braun werden. Die kleingehackten Haselnüsse mit Honig, Sahne, Anis, Zimt, Zitronenschale und Sultaninen mischen und in die Äpfel füllen. Die Äpfel in eine gefettete Auflaufform setzen und auf der 2. Schiene von unten, je nach Apfelsorte 10 – 25 Minuten bei 220° C braten.

Papayas mit Bananensauce

700	g	Papayascheiben
2		reife Bananen
1	EL	Honig
		Saft von 2 Zitronen

- 600 g Papayascheiben auf 4 Desserttellern verteilen. 100 g Papayascheiben mit den in Stücke geschnittenen Bananen, dem Honig und dem Zitronensaft mit dem Handmixer pürieren. Die Bananensauce über die Papayascheiben gießen.

Bananeneis

500	g	sehr reife Bananen ohne Schale
		Saft von 1 Zitrone
250	g	Sahne
100	g	Blütenhonig
1	TL	Vanillepulver
2	MS	Delifrut

- Die Bananen mit einer Gabel zerdrücken oder mit dem Pürierstab zerkleinern.
- Die Sahne steif schlagen. Die zerdrückten Bananen mit dem Zitronensaft verquirlen und mit dem Schneebesen unter die Sahne ziehen.
- Die Masse in eine Gefrierbox füllen und im Gefrierschrank mindestens einen halben Tag fest werden lassen.
- Das Eis können Sie auch mit reifen Erdbeeren, Himbeeren oder Pfirsichen zubereiten. Wichtig ist, daß die Früchte vollreif und aromatisch sind.

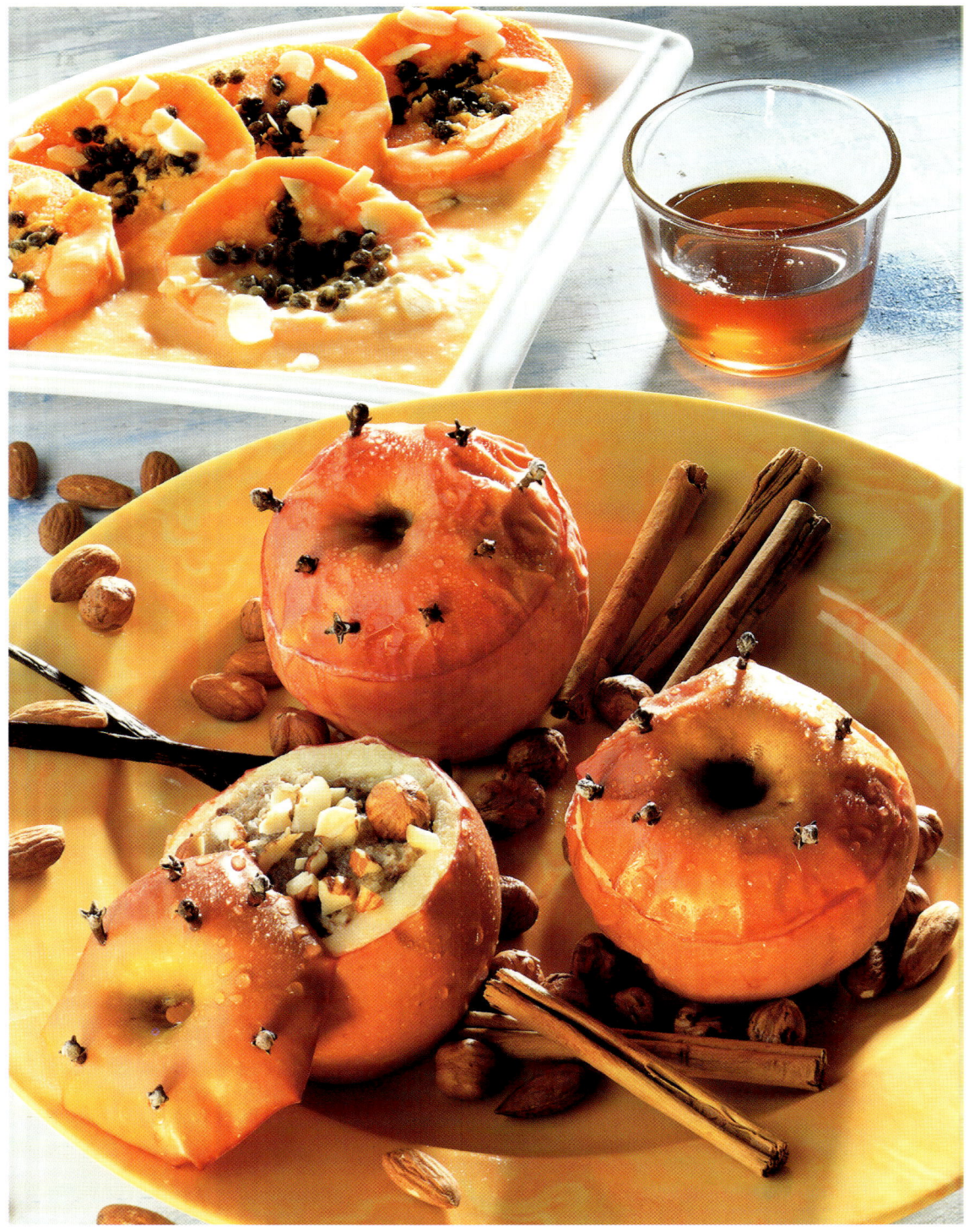

Bratäpfel; oben Papayas mit Bananensauce, S. 137

◆ Mangokonfekt

100 g	getrocknete Mangos
20 g	feingehackte Cashewkerne
60 g	geriebene Mandeln
30 g	Honig
1 EL	Zitronensaft
	halbierte Cashewkerne, Haselnußmehl

■ Die Mangos auf der Gemüseraffel fein reiben und mit den übrigen Zutaten verkneten. Eine Rolle formen und in ein Zentimeter dicke Scheibchen schneiden. Diese mit einem halben Cashewkern verzieren, in Haselnußmehl oder Kokosflocken wälzen und in Konfektförmchen geben.

◆ Dattelkugeln mit Getreidekeimlingen

100 g	frische, entsteinte Datteln
100 g	Getreidekeimlinge
50 g	Sultaninen
100 g	geriebene Mandeln
50 g	Haselnußmehl
100 g	Honig
2 EL	Rum
	Zimt, Vanille und Delifrut
	Kokosflocken

■ Datteln, Getreidekeimlinge und Sultaninen durch den Fleischwolf treiben. und mit den übrigen Zutaten gut verkneten. Mit dem Teelöffel auf der Handfläche walnußgroße Kugeln formen und in Kokosflocken wälzen. Die Kugeln in Konfektförmchen geben und im Kühlschrank fest werden lassen.

◆ Süße Nougellacreme

200 g	Butter
200 g	Honig
200 g	gemahlene Haselnüsse
3 EL	Kakao
1 TL	Bourbonvanillepulver und
1/2 TL	Zimt miteinander verrühren.

■ Die Nougellacreme ist im Kühlschrank sehr lange haltbar. Sie schmeckt gut auf Weizenvollkorntoast.

◆ Nougella-Pralinen

■ Füllen Sie einen Teil der Nougellacreme in einen Spritzbeutel und spritzen Sie kleine Häufchen in Pralinenformen. Spicken Sie sie mit Mandelsplittern und stellen Sie die Förmchen auf ein Brett. Lassen Sie sie im Tiefkühlschrank fest werden.

◆ Früchte-Marmelade

■ Zerdrücken Sie nach Ihrer Wahl zerkleinerte Bananen, Pfirsiche, Aprikosen oder andere Früchte mit frischen zerdrückten Datteln, oder eingeweichten Trockenpflaumen zu einem weichen Mus. Etwas Honig dazugeben, Delifrut und Vanille. Falls notwendig mit Haselnußmehl binden.

■ In kleine, gut gespülte Gläser mit Schraubverschluß füllen und im Kühlschrank aufbewahren. Immer nur kleine Mengen frisch zubereiten.

Rezeptverzeichnis

Register

Quellen und Literaturhinweise für interessierte Leser

Dr. R. Bircher, Geheimarchiv der Ernährungslehre, Bircher-Benner, Bad Homburg 1992

Dr. M.O. Bruker, Idealgewicht ohne Hungerkur, emu 1994

Dr. M.O. Bruker, Unsere Nahrung, unser Schicksal, emu 1994

Dr. M.O. Bruker, Zucker, Zucker, emu 1991

Dr. D. Chopra, Creating Health, Houghton Mifflin Co., Boston 1987

Dr. Cremer u.a., Die große GU Vitamin- und Mineralstofftabelle, G&U, München 1991

F. Kieffer, Fettproduktion, Ernährung und Gesundheit. NZZ 17.6.1981

Dr. W. Kollath, Die Ordnung in usnerer Nahrung, Haug, Heidelberg 1992

G. Miketa, Netzwerk Mensch, TRIAS, Stuttgart 1991

U. Pollmer et al., Prost Mahlzeit!, Kiepenheuer & Witsch, Köln 1994

Dr. H.A. Schweigart, Vitalstofflehre – Vitalstofftabellarium, Zauner o.J.

M.J. Voelk, Gesunde Haut durch die Kräfte der Natur, Südwest , München 1996

M.J. Voelk, Allergien und Mykosen heilen mit den Kräften der Natur, München 1997

Dr. G. Wendt, Gesund werden durch Abbau von Eiweißüberschüssen, Schnitzer

Dr. E. Ziegler, Psychische und physiologische Auswirkungen des übermäßigen Zuckerkonsums, NZZ 18.6.1986

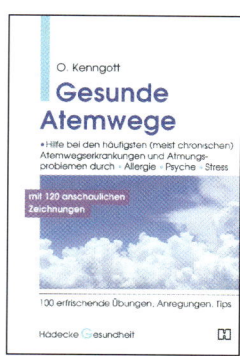
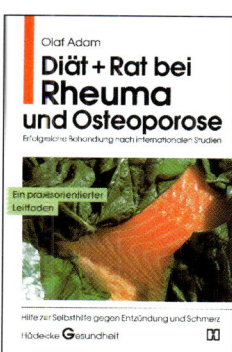
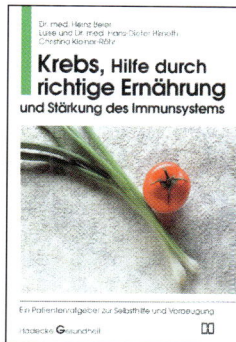

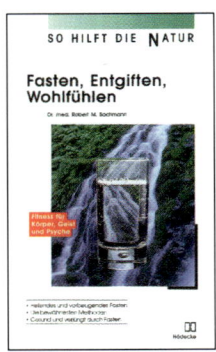
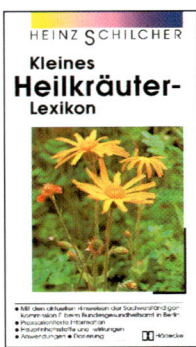
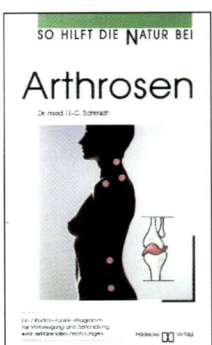
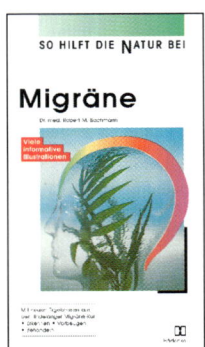
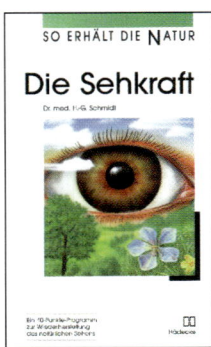